光尘
LUXOPUS

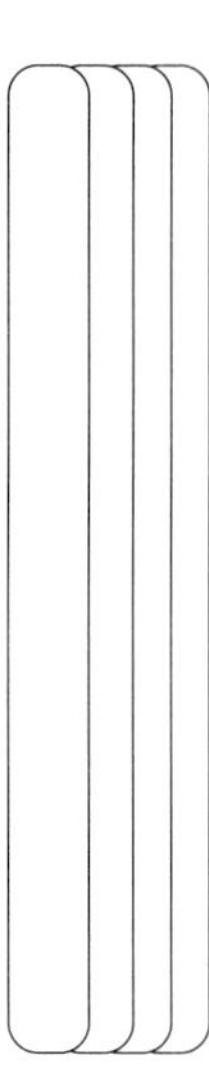

LES CONTES D'UN PSYCHIATRE ORDINAIRE

François Lelord

一位精神科医生的诊疗手记

[法] 弗朗索瓦·勒洛尔 著　郑园园 译

生活·讀書·新知 三联书店　生活書店出版有限公司

图书在版编目（CIP）数据

一位精神科医生的诊疗手记 /（法）弗朗索瓦·勒洛尔著 ；郑园园译 . — 2 版 . — 北京 ：生活书店出版有限公司，2022.5

ISBN 978-7-80768-376-6

Ⅰ . ①一… Ⅱ . ①弗… ②郑… Ⅲ . ①精神病－诊疗 Ⅳ . ① R749

中国版本图书馆 CIP 数据核字 (2022) 第 064087 号

策划编辑 李　娟
执行策划 邓佩佩
责任编辑 程丽仙
特约编辑 李　艺
出版统筹 慕云五　马海宽
封面设计 潘振宇
版式设计 申亚文化
封面插画 罗可一
责任印制 孙　明
出版发行 生活書店出版有限公司
（北京市东城区美术馆东街22号）
图　　字 01-2022-0923
邮　　编 100010
印　　刷 北京中科印刷有限公司
版　　次 2022年5月北京第2版
2022年5月北京第1次印刷
开　　本 880毫米×1230毫米　1/32　印张11.25
字　　数 214千字
印　　数 00, 001-10, 000册
定　　价 58. 00元
（印装查询：010-69590320；邮购查询：15718872634）

人们经常指责情绪失控的人，

实际上我们更应该同情他们的痛苦。

——肖代洛·德·拉克洛（Choderlos de Laclos）

序

亲爱的读者，如果我们有幸相遇，第一次见面时我可能会向您隐瞒我的职业。我是一名精神科医生。其实我并不以自己的职业为耻，也不担心无法应对人们一时兴起的问诊；只是，当人们发现我的工作与精神疾病相关时，通常有一种好奇心，而我担心我的描述会让人失望。“啊，您是一位精神科医生。这工作一定很有趣吧……”人们惊讶又不安地说道。然后经过一段时间谨慎的观察，他们发现我的表达和正常人没什么区别，也不用担心他们说的会引起奇怪的反应，才敢开始问一些问题。

哪些人会去精神科问诊呢？药物怎么治疗精神疾病呢？精神分析到底可以用在什么地方？医生真的可以治好精神疾病吗？焦虑和焦虑症有什么区别？我们真的能

够清晰地说明精神病的病因吗？得抑郁症的人仅仅是因为比别人更清醒地思考生命吗？儿童自闭症是由母亲引起的吗？

通过这些常见的问题，很快我就可以猜出他们个人的动机。我们身边或多或少总有一个亲戚、朋友或同事，得过这些冠之以各种名称的神秘病症：抑郁症、焦虑症、广场恐惧症、暴食症，甚至精神分裂症……人们所提的问题，多半和他们认识的人得的病有关，如果我们对话的时间足够长，他们肯定会跟我说起这位得病的亲人、朋友或同事。

然而，对于上述问题，我总是约束自己，尽量简短地回复。我一方面担心自己说得太专业——要简单地解释清楚这些复杂的、技术性极强的专业知识确实不容易。另一方面，我也担心勾起在场其他人的伤痛回忆。因此，最终我总是无法满足与我对话的人合理的好奇心。

为了沉稳地回答那些问题，我想到了写这本书。这当然不是一本精神病学术专论，也不是一本理论方面的书籍——已经有太多太多优秀的精神病学专业书或理论著作，多到连精神科医生都要溺毙在这些书籍的海洋里了。这仅仅是一本有许多故事的书，里面记载了精神病医生和他的患者们的日常，讲述着患者们的精神疾病和治疗过程，以及他们所经历的正常的或非比寻常的遭遇，记录着一个精神状态比较健康的人尝试着帮助精神状态出了点问题的人的故事。

我将带您前往一个精神科医生的办公室。这个以第一人称叙事的“我”，不尽然都是我，也可能是我的某个同事。您将看到一些患者，了解在他们身上发作的那些疾病。这些病对您来说也许并不陌生，您自己或您的亲朋好友也许经历过或正在经历这种疾病的折磨。如果是这样，希望这本书让您迈开寻求帮助的步伐，至少让您少一些惧怕，多一些希望。

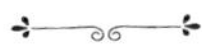

这本书是我与同事、患者、朋友无数次的会面和交谈之后的结晶。在这里，我只能提几位最直接帮助我记录下这些“故事”的人，他们中有些人甚至都没意识到帮了我……

伊夫·佩利西耶（Yves Pélicier）和康坦·德布雷（Quentin Debray）聘我成为内克尔医院和拉埃内克医院（Les hôpitaux Necker et Laënnec）的主治医生，让我有机会跟与我教育背景很不一样的同事合作，这给我很大的激励。我相信通过下面的章节，您可以感受到这种比较现代的跨科系精神病治疗的模式。

罗伯特·P. 利伯曼（Robert P. Liberman）和他领导的

布伦特伍德V. A. 医疗中心及加州大学洛杉矶分校的医疗团队给我机会，让我有一整年时间亲身体验到严谨的科学竟可以用如此人性、人道的方式表达出来。多么希望后面的篇幅中，可以体现出这一年加州大学的经历在我身上留下的痕迹。

精神科医生从来都不是独行侠。和很多同侪的谈话，让我更好地了解患者。在这些同事好友中，我特别感谢克里斯托夫·安德烈（Christophe André）、安娜–玛丽·卡利乌–罗尼阳（Anne-Marie Cariou-Rognant）、苏菲·克里基永–都布雷（Sophie Criquillon-Doublet）、贝尔纳·格朗热（Bernard Granger）、埃德蒙·吉伊贝尔（Edmond Guillibert）、弗兰克·拉马涅尔（Frank Lamagnère）、汉斯·拉马尔（Hans Lamarre）、尚塔尔·勒·克莱尔（Chantal Le Clerc）、帕特里克·莱热隆（Patrick Légeron）、阿朗·利佐特（Alain Lizotte）、克里斯蒂娜·米拉贝尔–萨龙（Christine Mirabel-Sarron）、阿朗·雷尼耶（Alain Reignier）、贝尔纳·里维埃（Bernard Rivière），他们给予我的友情和建议多么宝贵啊！此外，我特别感激我的第一个认知行为疗法老师——雅克·罗尼阳（Jacques Rognant）。

最后我要感谢爱德华·扎里范（Édouard Zarifian），在这本书完成的不同阶段，他专注地倾听我所提出的问题，热情、不吝惜地给予建议，使我受益良多。

目 录

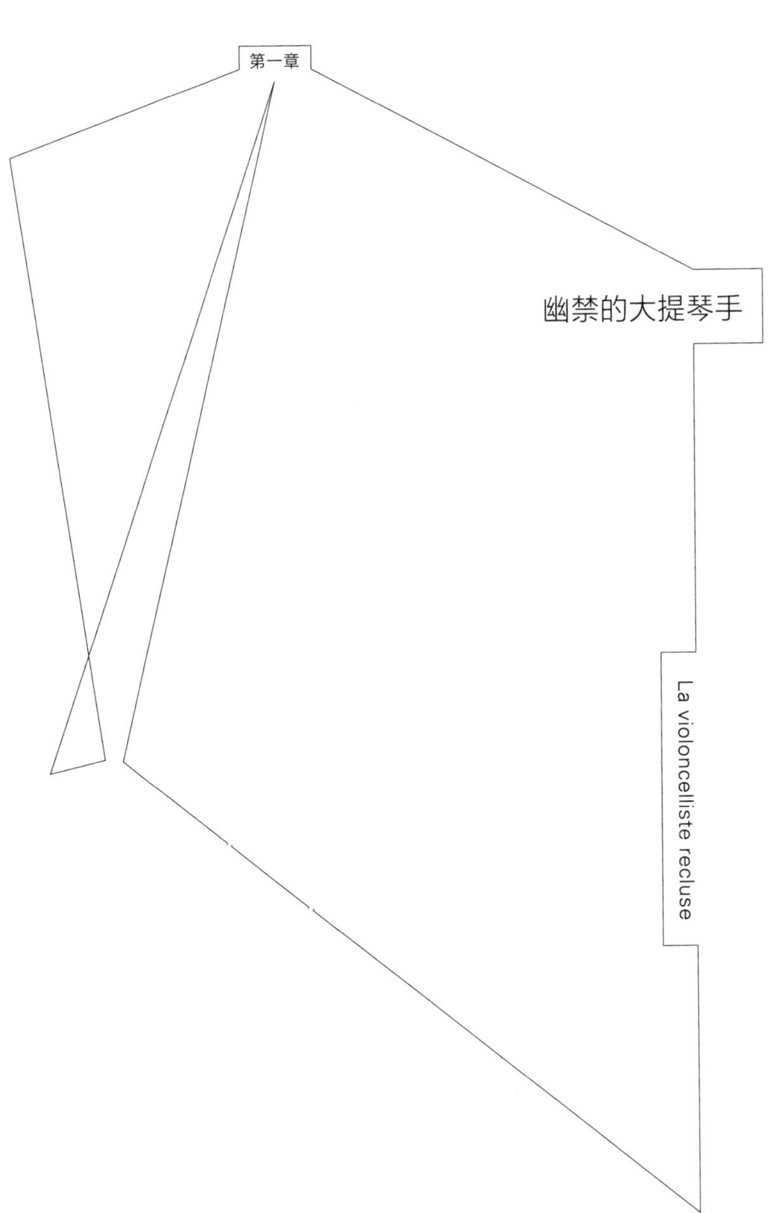

第一章

幽禁的大提琴手

La violoncelliste recluse

五月一个晴好的早晨，诊疗室的窗户半开，鸽子的咕咕声显得异常清晰，今年的鸽子特别多。窗外，是通向外科急诊室的林荫大道，树上栖息着各种鸟儿。一抹阳光懒洋洋地洒在浅色木头办公桌上。一位瘦瘦高高的年轻女士，穿着清爽的夏日连衣裙，坐在诊疗室里。这是她第一次来看精神科医生，有个朋友陪她来的，正在等候室里等着。这位女士有一头棕色的头发，非常美丽，举手投足之间优雅极了，却带着一丝羞涩，仿佛还是少女一般。她是一名大提琴老师，叫玛丽－艾莲娜·L。

“您怎么会来这儿呢？”

“我朋友带我来的。”

“当然。我的意思是，您为什么来看医生呢？”

“我没办法……一个人出门。”

“为什么？”

“我害怕。一旦我一个人在外面，就担心身体会不舒服。”

“您已经有过不舒服的经历了？”

“是的，曾经有过。但现在不会有了，因为我尽量不再一个人出门。”

她惨淡地笑了笑，自己也知道这并非解决问题的方法。

“您想说的是，只要有人陪着您，您就不害怕了？”

“是的，有人陪着就好很多。”

“这样的状况已经有多久了？”

“哦，差不多半年了。”

一切要从圣诞节前一周说起。那时，玛丽-艾莲娜的母亲来巴黎购物，她只待一天，玛丽-艾莲娜去火车站接她。母女俩逛了一下午，傍晚时，两人一起进了右岸的一家大商店，母亲想在二楼的男装部给丈夫买一件衬衫，而女儿在一楼的化妆品柜台选购。

买完了想要的东西之后，玛丽-艾莲娜在商店正中央的大楼梯口附近等她母亲。等了几分钟，没有看到母亲，她有些担心。那时，她感到非常热，有点儿不舒服。而当天商店里人头攒动，每个通道上都是人，她觉得被那么多人看着有点透不过气。她用目光到处搜索，希望看到商店的出口，只是这家店非常大，她只能看到一些箭头指示牌——就连这些指示牌，在她看起来都非常遥远。突然，一股潮热冲上头，她感到自己好像被困住了一样，似乎永远无法找到离开商店的出口。她心跳加速，很担心自己会因不舒服而晕倒。她感到自己快窒息了。商店在她看来，仿佛成了无限延伸的空间，她永远不可能越过围在她四周的人群，呼吸到外面的新鲜空气。一切在她的四周旋转起来，她的心怦怦乱跳。她觉得自己快支撑不住，甚至要死了。就在这个时候，她母亲出现在她身边，玛丽－艾莲娜紧紧抓住了母亲的手臂。母亲看到她如此慌张也吓坏了，赶紧把她带了出去，并解释说她晚到是因为结账时出了点问题。玛丽－艾莲娜一到街上，马上就舒服了，直到回到家都没再出什么问题。

时间并没有冲淡这个恐慌的记忆。玛丽－艾莲娜总是担心一出门就会发生同样的状况。在离家很近的几条路走一走倒没有什么问题，可稍微离得远一点儿，她心里的恐惧就不断升级。“商场事件”之后三天，她想坐地铁。到了站台上，她再一次产生离出口无限远、无法呼吸到新鲜空气的感受，心跳加速。她非常慌张，马上沿着楼梯走了出来，直到呼吸到了外面的空气，心情才平复一点儿。她扶着楼梯栏杆好几分钟，直到彻底平复。

她想或许是心脏出了问题，就去找了心脏专科医生，做了好几项检查之后，医生说她的心脏非常健康。有个朋友建议她再去找另外一个医生看看，她去了，这个医生检查完之后叫她去测试甲状腺激素的分泌水平。结果也是正常的。医生就说她的病应该是神经性的，叫她服用镁和钙。药物治疗却没有缓解她的恐惧，她仍然害怕有人群的封闭空间，例如去大商店、乘坐公共交通工具，还害怕一个人走在街上。

六个月之后，她的自理能力严重下降，变成只能单独去离家不到一百米的食品店。超过这个距离，就必须得有人陪着她。她放弃了公共交通工具，只能乘坐出租车，而这对靠教大提琴为生、收入有限的她来说负担过重。

玛丽－艾莲娜诉说发生的一切时，颇有一副逆来顺受的样子，凄美得仿佛一个准备好在囚禁中度过一生的公主。

她自从三年前离婚之后，一直一个人住，也不再有感情生活。她看上去那么有魅力，这样的陈述颇让人震惊。她有三个关系密切的女性朋友，都是发小儿，现在已经结婚了。她们都知道她的情况，好几次提议来巴黎陪她。玛丽－艾莲娜在教课之外，也是一个弦乐四重奏团（Quatuor）的成员，这个乐团每年都有几次演出。

她从六岁开始拉大提琴，在家乡获得音乐学院第一名之后就来到了巴黎继续学习，而后在巴黎也多次获奖。当时，由于在比赛中成绩优异，她曾有机会去国外的大学学习一年，她却退缩了，宁愿选择在巴黎近郊的一个音乐学院当老师。

“您到了巴黎之后，是一个人生活吗？”

“不是的，我住在阿姨家。”

“您什么时候离开阿姨家的？”

“我结婚之后才离开的。”

“那时您二十三岁，对吗？”

“是的。”

“您认识您的前夫很久了吗？”

“我们俩青梅竹马。”

他毕业于工程师学校，结婚时刚进入政府部门工作。在玛丽-艾莲娜的口中，她的前夫不太善于表达情感，工作勤奋，还有点严厉。当我问及他们离婚的理由时，她有些不知所措，甚至脸红了。我猜想大概是因为性生活不和谐，但也没有刨根究底。因为这不是今天问诊的目标，可以先把这个问题放一下。

以前，玛丽-艾莲娜从未有过明显的精神疾病。她知道自己天生较易害羞、胆怯，对陌生人保持警惕。她是家里最小的孩子，前面有三个哥哥，都很爱她，她觉得他们非常爱护她；他们的父母彼此相爱，感情很稳定，特别疼爱她；所以，童年对她而言是非常美好的回忆。

她除了无法一个人出行，并没有其他任何精神上的异常。此外，她有很深的孤独感，就算经常和女伴们一起度过下午的时光，周末去父母家过，仍然感到寂寞。几个月来，她睡眠都不是特别好，但也不是真正的失眠。胃口跟以前比起来也没什么变化。尽管她有时觉得很累，但也有精力充沛的时候。

她的医生发现她服用钙和镁无效之后，就建议她吃抗抑郁剂，说这样可以让她不再恐惧，于是就给她开了传统的抗抑郁剂。为了让她慢慢适应这种药，一开始剂量非常小。可是，玛丽-艾莲娜吃药的头几天不良反应就很大，浑身不舒服，头痛、恶心、烦躁，而且非常疲倦。医生不得不让她把药停了，接着试了镇静剂，不过效果也不好。剂量小，恐惧仍然在；剂量大，她就昏昏欲睡，这让她更不敢出门。医生发现这些药物对她效果都不好，就建议她去看精神科，采用认知行为疗法进行治疗，他知道这对恐惧症非常有效。玛丽-艾莲娜刚听到精神科时吓坏了，她也不知道自己到底怕什么，但无论如何听上去糟透了。显然她犹豫了好长一段时间，直到她的一个女性朋友在杂志上读到一篇关于用认知行为疗法治疗恐惧症的文章后，才说服了她。

第一次会面之后，我把她转到了科里的心理学家阿涅丝那边，后者给她详细介绍了疗法的一些原则。

“我们一起来列个清单，记录让您觉得焦虑的十种场景。我们根据焦虑程度，以及您面对这种场景时感受到的困难程度在清单上排序。排序越靠后，说明您面对该场景时越害怕、越焦虑，最难面对的场景则排在最后。让您稍有不安，但目前可以突破的场景，我们排在第一。对您来说，排名第一的场景是什么呢？”

“我已经想到了。应该就是在我们家附近的食品店排队结账，我经常一个人去那家店。”

“您家附近的商店？”

“对，我一个人去没有问题。但如果结账时在我前面有好几个人排队，我又必须等着，我就开始感到不舒服，得马上出去。

所以我在商店里人非常少的时候去买东西。如果看到商店里有好几个人，我宁可在外面等着，过些时候再进来。可有时，我又觉得只要稍微逼一下自己，就可以跟大家一样排队等着了。”

“好的，非常好，我们就把这个场景列在第一位。我们接着往后看。”

二十分钟之内，阿涅丝和她一起列出了如下清单：

第一，在平常去的食品店里买东西，和至少四个陌生人一起排队结账。

第二，在街上人很少的时段，单独去公交车站等车。

第三，在高峰时段，单独在公交车站等车。

第四，前往邮局（离家三百米）。

第五，在邮局排队。

第六，单独去公园（离家五百米）走一圈。

第七，在非高峰时段坐公交车。

第八，在人流量较少的时段，去大商场的一楼，不排队结账。

第九，同上述的场景，但要排队结账。

第十，同样去大商场，同样在人流量较少的情况下，但去的是二楼或地下一楼，并排队结账。

还有其他一些她害怕遇到的场景，没有列在这个清单里，例如去电影院、乘电梯、过桥，阿涅丝决定以后有必要时再说。目前最重要的是先帮助玛丽-艾莲娜维持好日常生活。

“我跟您解释一下这个疗法的原则。我们先帮助您重新适应第一种场景，当您不再害怕遇到该场景时，我们就进行第二种。以此类推。您按照您自己的节奏慢慢进行，当您完全适应了一个场景后，我们才进入下一个场景。”

“我怎么能重新适应这些场景呢？”

“首先要借助想象力，再去现场实践。下一次我们见面的时候，我们会带您想象如何置身于第一、第二个场景，如果时间充裕，第三个场景也可以尝试。您回去后，实地尝试置身于第一个场景。您朋友可以陪您去吗？”

“可以。”

“很好。您认为她可以在您整个治疗过程中陪伴您吗？”

“肯定没问题。”

“那么就请跟她稍微解释一下我们刚才谈到的内容，这会对您非常有帮助。从现在开始直到我们下次见面，请不要勉强自己做任何改变，实在没必要让您自己陷入恐惧中。”

“好的。”

一周之后，我们第二次会面。我们从用腹式呼吸的放松练习开始，二十分钟之后，玛丽–艾莲娜就已经做得不错了。她能够这么快进入状态，更多地是因为她几年前在一个大提琴的训练课程中使用过这个放松法。

她放松得差不多的时候，阿涅丝按照惯常的步骤引导她：

“好了，现在请您想象您在商店里面。您看到什么了？”

“食品柜，还有站在收银台后面的女人。”

“她穿什么衣服？”

“蓝色工作服。”

“非常好。现在是傍晚六点，在您的前面有好几个人等着结账。您从食品柜上拿了什么东西？”

“嗯……酸奶。”

“停留在这个场景里，继续观察。您手上拿着酸奶，正排队等结账，您排在最后。接下来一段时间，我就不说话了。”

玛丽-艾莲娜继续闭着眼睛，大概十秒之后，她的呼吸急促起来，继而脸上的表情紧张起来：想象这个场景，让她不再处于放松的状态。

“好了，现在不要再想象了。重新像刚开始那样呼吸，找回放松的状态。”

一分钟之后，她就重新找回了原来的放松状态。然后，阿涅丝要求她重新想象在商店的情形，再放松；接着继续想象三十秒，再放松；这样重复了三次，最后她终于可以想象着置身商店的结账队伍中而不再有任何不安。

她们用同样的方法想象了第二种场景，然后是第三种。阿涅丝表扬她进展非常快，并且让她在下次来这里之前完成一个任务：在商店结账需要排队的时候去买东西。

“请多尝试几次，越经常越好，这会帮助您习惯这个场景。”

接下来几次的会面治疗都进行得非常顺利。年轻的玛丽-艾莲娜欣喜地发现，在放松的情况下依靠想象突破了恐惧之后，在现实中她也可以不再惧怕了。第一次重新面对那些场景时，她朋友陪着她一起去，但总会站得很远。接下来的几天，她每天都单独去同一个地方。起初几分钟，她有些不安，但这样的焦虑很快就会减少。

到第六次会面的时候，她说自己可以在邮局排队了。她的朋友还是按照我的建议陪她到邮局，在邮局外面等她，这样让她安心不少。第二天，她一个人再去。排队时，她发觉自己有些不舒服的征兆，但她没有放弃，而是使用治疗时学过的练习，慢慢地深呼吸，直到不舒服的征兆消失。她做到了，不适也完全消失。

玛丽-艾莲娜可以在身体出现不适的症状之前开始控制，这是一个非常大的突破。从这个时候开始，她的进步一天比一天快。她甚至可以在还未进行场景想象之前就去电影院或乘电梯。

在第一次问诊之后的三个月内，我们差不多进行了二十次的会面治疗，她的自理能力恢复正常了。我再次见到她时，她向我报告了这些进展。能够重新坐公交车减轻了她的经济负担，对她来说是件非常愉快的事。对于人流高峰时段的大商场，她仍心有余悸，但如果有必要的话，她现在已经可以去了。

“我真的非常惊讶自己进展这么快。”

“您真的非常努力，经常练习。”

“我朋友也帮了大忙。但我有可能复发吗？”

“这有可能发生。好消息是，第二次的治疗时间通常比第一次短很多。不管出现什么状况，请打电话给我们。”

她一个人离开了，现在她都不需要朋友陪着了。

几个星期后，我接到玛丽–艾莲娜打来的电话。

“我就是想跟您打声招呼，我刚刚给阿涅丝打了电话。我一切都很好。”

“外出没问题了吧？”

“没问题，但我的感觉还不仅是外出没问题，我觉得自己好像变了。”

“变了？”

“对，我更加自信了。能够成功地控制自己的恐惧，让我对所有事情都不那么害怕了。我比以前更爱出门，也更喜欢跟人在一起。”

“太好了。我们称这种现象为泛化（généralisation）。本来治疗只是为了解决某一个问题，治疗后的结果却超越了这个问题本身。”

“正是这样。我非常高兴。”

之后的六个月，我没有再收到任何关于玛丽–艾莲娜的消息。直到有一天，我正在查看我的日程安排，看到接下来那个星期，她会来问诊。秘书跟我解释说，她本来要找的是心理学家阿涅丝，但阿涅丝去度假了。

后来，她在那个星期的某个下午来了。她整个人都变得神采奕奕，举手投足之间更加自信，不像第一次跟我见面时那样害羞，胆怯地不敢看我。但她看上去仍然有些烦躁不安，不停地把纤细的胳膊交叉在胸前，又放下来。或许她的病情有点复发？

“我曾跟您说过，自从进行治疗后，我更加自信，不像以前那么害羞了。”

“没错，我记得您这样说过。”

“正是这样，然后我交了朋友……我想说的是，交了男朋友。”

“这真是好消息啊。”

“对，确实是这样……您看，这一次，我没有躲避。”

“以前您总是躲避吗？”

“哦，是的……”她笑了，“我想我很爱他。”

“您认识他很长时间了吗？”

“现在有一个多月了。我通过朋友，在一个音乐会上认识了他。他也离过婚。”

“你们计划结婚？”

“是的……说到底，是他想结婚。”

“您不想？”

“哦，当然想。但是我很害怕……”

“害怕什么？”

这个年轻女人的声音开始颤抖起来。

“事实上……我担心会跟我之前的婚姻出现一样的状况。”

“好吧。什么状况？”

“很难说清楚……”

“那就慢慢说。”

她迟疑了许久，表情尴尬地解释了前段婚姻失败的原因。她和前夫从小就认识，他们的父母本来就是朋友。她从未有过别的暧昧关系，因为她那种拒人于千里之外的态度让想靠近她的男孩子都知难而退了。婚前，他们接吻过，那对她来说是非常美好的回忆；但直到婚礼当天，他们才发生了性关系。她说，是性格使然。订婚之后，她并没有鼓励未婚夫在肢体接触上更进一步，而他接受的教育也是严格遵守宗教传统，婚前性行为是不被鼓励的，就算与已经确定会结婚的伴侣也不行。

“……那么，我猜他也没什么经验。结果发生了什么事呢？”

“我们没能……我们什么也没做。”

“是他那边的问题，还是您这边的呢？”

“我的问题。我收缩得厉害……他无法进来……”

“您的意思是，他完全无法进入您的身体？”

“对。我试着放松……但完全没用，一旦他开始尝试，我就会不受控制地收缩，无论如何也没办法放松。”

“时间久了，情况有改善吗？”

“没有，完全没有。每一次都是一样。最后，他就放弃了。他说……他说这证明了我……我不爱他。”

玛丽-艾莲娜呜咽着。我可以想象，他们那两年婚姻生活里经历的所有痛苦和挫折。他们两人都不敢去寻求帮助。

玛丽－艾莲娜抹去眼泪。

“了解了。我想我们可以帮助您。您的男朋友知道这情况吗？”

“不……我还什么都没说呢……但他肯定猜到些什么了，因为好几次，我们差点就……我在他家，到了最后一刻，我就拒绝去他房间，说自己要走了。”

“他是什么反应？”

“他什么也没说，但上次，我感到他有点儿不高兴了。”

“确实有可能……您觉得他能接受跟您一起去咨询医生吗？”

“……应该可以，我问问他。”

“好的。请您先预约一个处理这方面问题的妇科专家。”

之后，玛丽－艾莲娜带着男朋友一起来诊所。他看上去是一个非常冷静、沉着、自信的人。一天晚上在他家，玛丽－艾莲娜解释了她自己的问题。她男朋友专注地聆听，然后说，或许在丈夫面前是个障碍，在男朋友这里就不会有问题了。但她仍然担心再一次的失败，就恳求他在再次尝试之前先跟她一起去看妇科医生。他接受了。

第一次去看妇科医生时，医生简单解释了一下，玛丽－艾莲娜得的是一种叫作阴道痉挛的病，这种病让阴道条件反射式地紧缩，并阻止任何形式的插入，而患者会因此感到非常焦虑。

即使对方是患者渴望的伴侣，阴道痉挛都有可能发生。而每一次的挫败会让女性更加焦虑，焦虑又加剧痉挛的发生，如此恶性循环。玛丽-艾莲娜听到这些解释时有些尴尬，但她男朋友在听的过程中非常平静。他问了一些问题。妇科医生建议他们在性生活时不要马上尝试插入，而是先用一些方式让两个人彼此适应：爱抚和接吻都非常好。除了插入，只要他们愿意，可以尝试其他任何方式，医生甚至鼓励他们多多进行尝试。他们离开诊所时，玛丽-艾莲娜满脸通红，她男朋友则面带微笑。

一个星期后，他们来回诊，让这位妇科医生兼性学专家惊讶的是，他们进步非常快，以后不需要再来回诊了。玛丽-艾莲娜的男朋友非常细心、体贴，她以前一直害怕的事，现在竟然主动邀请他尝试。他的温柔让两人很快进入状态，彼此都很满足。自此，两个人的性生活非常顺畅。

后来，他们结婚了，生了很多孩子——跟妈妈一样有点害羞的孩子。

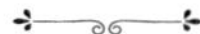

当恐惧占据心灵

1871年，德国精神病学家韦斯特法尔（Westphal）发表了一篇文章，文中描述他的三个患者非常害怕开放的大空间，例如马路和公共场所。他把这种不合理的害怕称为广场恐惧症（agoraphobie），这个词组由希腊文“agora”（公共场所）和“phobia”（恐惧）组成。七年之后，法国人勒格朗·杜·绍莱（Legrand du Saulle）对十七个病例进行观察后，补充了对这个病症状的描述。他发现，这些患者不只害怕大的空间，也害怕置身人群中、公共交通工具中、教堂里、剧院中和桥上，甚至害怕排队。这些患者害怕的到底是什么呢？害怕身体出现不适，身体出现状况后自己又无法离开现场，引起别人过分关注，又无法及时获得帮助。

玛丽－艾莲娜得的是典型的广场恐惧症。正如80%的广场恐惧症患者一样，通常由一次突然出现的焦虑开始，我们今天称之为“惊恐发作”（attaque de panique），之后患者就担心这种惊恐发作会重复出现，尤其在那些很难找到援助、很难逃离的现场或容易成为别人焦点的地方。

不同的患者，恐惧的内容可能不一样。[1]有些就像玛丽－艾莲娜一样，特别在意身体出现不适时，是否能很快逃离所在的地方。他们害怕停留在密闭空间，例如公交车或地铁内、飞机内、电梯间或大商场；他们害怕开车时遇到路阻或在桥上、高速路上行驶，诸如此类难以“逃离现场”的情形。另外一些患者尤其害怕无法获得帮助的情形，他们无法自己一个人待着，或置身于一群陌生人中。只有在熟人陪伴下，他们才有办法

1　Marks I. M. «Le syndrome d'agoraphobie», *Psychiatrie*, 1986, 3, 22, pp.78–79.

到处走动。还有一些患者，害怕有人看到他们身体不适；他们害怕在大众面前晕倒，让人觉得他们失常，以至于被一群人围着，甚至被带到医院。所以，他们怕的是公共场合，开会的场所、上课的教室等。绝大部分广场恐惧症患者，如玛丽-艾莲娜，都身陷不同形式、不同程度的恐惧中。

但仅有恐惧，还不足以诊断为广场恐惧症——除恐惧之外，患者还应有回避行为。他们会刻意回避一些场景，而在惊恐发作之前，他们可以毫无困难地面对这些场景。所有的恐惧症都包括这两个方面：不合理或夸张的恐惧，及因此导致的回避行为。回避程度决定了患者恐惧症的严重性。最轻微的患者可以毫无障碍地继续使用平常的通勤路线，但必须得有人陪伴；而在最严重的情况中，患者完全无法在毫无陪伴的状态下出门，甚至已经多年没有单独出门。在这两种极端情况下，存在着各种可能性。Household wife，法语翻译为看家主妇，专门指那些得了广场恐惧症的女性，恐惧把她们关在家中，她们仿佛被判了罪在服刑一样。确实，广场恐惧症的女性患者居多，占患者总数的80%。广场恐惧症是最常见的一种恐惧症，尽管各种研究显示的结果各不相同，但这种病的终身患病率在4%左右。

恐惧症这个词所指的就是害怕，这是一种特殊的害怕，精神科医生称为“自我失调”的害怕，因为它与主体的自我意志相对而行。假设我走在北极大浮冰上，看见一只北极熊向我走来，我很害怕，这个害怕与我所处的情况是吻合的，尤其在我没有随身带着猎枪的情况下极为合理。而恐惧症患者的害怕恰恰相反，他们意识到自己的害怕是不合理的，或者至少是过分夸大的，并为此感到羞耻。可是，面对那些会引起他们害怕的情景，惧怕总是超越理性，并促使他们回避。

广场恐惧症发生的原因是什么？

关于广场恐惧症可能的发病原因，说法非常多，目前仍在研究中。以下列出了目前精神科医生和心理学家学术会议上认同的几种推测。下面，我们以玛丽-艾莲娜为例分析一下广场恐惧症发生的原因。

——是玛丽-艾莲娜自己也没有意识到的性欲未被满足而产生心理压力引起的吗？[1]正如弗洛伊德观察到的那些维也纳上流社会的年轻女性，我们也可以猜想，这名已经二十八岁的年轻女性仍是处女，可能被自己都没有意识到且未被满足的性冲动纠缠着，而她，当然不觉得自己被折磨。这些累积的能量，引起惊恐的发作，继而带来更多的其他症状。然而，玛

1　Freud S.,«Du bien-fondé à séparer de la neurasthénie un complexe de symptômes déterminé en tant que “névrose d'angoisse”», *Œuvres complètes, Psychanalyse*, vol.III, Paris, PUF, 1989, pp.29–58.

丽–艾莲娜的病例并不常见：如今大部分患有广场恐惧症的年轻女性，都有自己的性伴侣。

——是因为玛丽–艾莲娜潜意识里有冲动与在公众场合遇到的某个男性来一场艳遇吗？根据弗洛伊德的理论，被我们的意识不停压抑了的性冲动或暴力冲动，都会在潜意识里呈现出来。把自己献给一个陌生男子，这对于在意识层面一向规矩、谨慎的玛丽–艾莲娜来说简直是不可思议的，所以这种想法在她心里引起巨大的恐惧；接着恐惧被压抑进入潜意识层面，停留在那里，同时向外转移——就是对那些公众场合的惧怕。这样，对外在危险的惧怕就取代了对内在危险的惧怕，内在危险就是指令人羞耻的欲望。[1]这个机制解释了为什么一开始的惊恐发作会导致后来一系列持续的回避行为。

此外，还有其他一些理论与弗洛伊德的理论抗衡。[2]玛丽–艾莲娜的广场恐惧症也有可能是条件反射引起的：当时她在密闭的公共空间感受到身体十分不适，而条件反射机制就在她下次进入相似场所或类似的情况时启动。一开始，她可能只是在大商场内部感到不适，接着惧怕延伸到去商场那条嘈杂的路，然后到所有有人群的地方。开始的那个恐惧，就像一块石头落入平静的湖中，本来只有一点点水波，后来水波渐渐扩

1　Freud S., *Inhibition, symptôme et angoisse*, Paris, PUF, 1975.

2　Mc Nally, R. J., «Psychological approach to panic disorders: a review», *Psychological Bulletin*, 1990, vol.108, n° 3, pp.403–419.

散，慢慢蔓延到她生活的每个领域。这就是巴甫洛夫的条件反射理论。为了更好地理解这个理论，我们还可以参考B. F. 斯金纳（B. F. Skinner）的分析。玛丽－艾莲娜和她妈妈一起离开商场时，立刻松了一口气，所有恐惧症状都消失了，这样的经验也可能产生条件反射。她的身体器官可能会记住避免或离开这些场所时，恐惧症状立刻缓解的感觉。这样的“记忆”促使她在遇到令她不安的情形时越来越早地开始采取回避行为。

——玛丽－艾莲娜的问题是分离焦虑症引起的吗？当一个婴儿发现自己与母亲分离时可能惊恐发作，这就是分离焦虑症的一种表现。有一些研究显示，得广场恐惧症的成人在幼年时常常有分离焦虑症的症状，例如学校恐惧症。我们所谓的学校恐惧症，名字其实错了，患者害怕的不是学校，而是害怕离开父母……

——玛丽－艾莲娜经历的是原始恐惧吗？人类始祖并没有像其他大型动物那样有天生的武器，而且跑得也不快，所以他们必须待在群体中或居所附近，以便观察环境，或在遇到危险时找到躲避的地方。生活在史前丛林中对他们来说非常危险，所以他们离群索居时就有惊恐反应，这可能就是广场恐惧症中惧怕的原型。广场恐惧症的惊恐发作很有可能潜伏在我们的遗传基因里，而身体、心理健康的成人通常有能力压制这种恐惧。这个理论，由动物行为学发展而来。

——玛丽－艾莲娜的广场恐惧症是由对突发状况的悲观预

设引起的吗？第一次的惊恐发作，给她留下了灾难性的记忆，因此她很害怕下一次在公众场合单独一个人时身体不适。她提前想象自己会晕倒，无力面对被一群陌生人围着的场景，而这预设让她产生更强烈的焦虑。这就是认知假设。

——是不是从生理学角度上来看玛丽-艾莲娜就是广场恐惧症易感人群呢？这种易感性是从基因遗传的。有研究显示，伴随着惊恐发作的广场恐惧症有部分是家族性的。[1][2]

——压力是不是也是其中一个原因呢？我们发现，同一个年龄段，处于同一社会阶层的人，如果一段时间内压力较大，得广场恐惧症的比例相较于没有压力的人更高。[3]

其实，所有这些广场恐惧症发病机制的假设并非互相排斥，今天这些原因被英国精神病学家戴维·巴洛（David Barlow）综合成一种。[4]玛丽-艾莲娜的发病原因可能是潜意识里存在着冲突，让她在某些压力下特别容易惊恐发作。而第一次的发作引起条件反射式的恐惧，对突发状况产生悲观的预设和条件反射式的回避行为。所有这些因素组合在一起，导致她得了广场

1 Kendler K.S. et coll., «The Genetic Epidemiology of Phobias in women: the interrelationship of agoraphobia, social phobia, situational phobia, and simple phobia», *Archives of General Psychiatry*, 1992, 49-4, pp.273-281.

2 Harris E. L., Noyes R., Crowe R.R. et coll., «A family study of agoraphobia: report of a pilot study», *Archives of General Psychiatry*, 1983, 40, pp.1061-1064.

3 Roy-Byrne P. P., Geraci M, Huhde T. W., «Life events and the onset of panic disorder», *American Journal of Psychiatry*, 1986, 143, pp.1426-1427.

4 Barlow D. H., *Anxiety and its Disorders, the Nature and Treatment of Anxiety and Panic*, New York, Guilford Press, 1988.

恐惧症。这其中到底哪些因素占主导性地位，我们很难确定，必须按照每个患者的实际情况去分析。

得了广场恐惧症的患者各不相同，但他们都具备以下三个特征：惊恐发作，预设性焦虑——就是害怕自己处于焦虑的情形，还有回避这些情形的行为。每个患者在这三个特征上的表现各不同。所以医学上用好几种广场恐惧症来区分不同的患者：像玛丽-艾莲娜这样惊恐发作的情况很少或几乎没有；也有些患者惊恐发作的现象非常严重，像我们后面会看到的皮埃尔的情况。

治疗

玛丽-艾莲娜的医生给她开抗抑郁剂，这是个不错的治疗方案，但得广场恐惧症的患者通常只是焦虑而不抑郁，而且玛丽-艾莲娜吃了之后不良反应很大。我们会在后面一些章节中看到抗抑郁剂对某些广场恐惧症患者非常有效。补充镁和钙对缓解焦虑有些效果，但通常却不足以治疗场所恐惧症。

最终医生采用了系统脱敏疗法。1953年，南非精神病学家沃尔帕（Wolpe）第一次提出了系统脱敏疗法。[1]沃尔帕研究猫

1 Wolpe J., *Pratique de la thérapie comportementale*, trad. J. Rognant, Paris, Masson, 1975.

患上恐惧症以后的条件反射，并寻找除掉条件反射的方法。他把猫放在笼子里并用电流电它；这样，有了不愉快经验的猫看到在实验室角落的笼子就有恐惧的表现，而且一旦有人拿着笼子靠近它，它就奋力抵抗。通过这个实验，沃尔帕制造了猫对笼子的恐惧。这个实验呈现的就是以下状况：广场恐惧症患者第一次在大商场（笼子）惊恐发作（电流），以后一旦有人建议他去这个大商场，他就会表现出焦虑。接着，沃尔帕试图除去这只不幸的猫对笼子产生恐惧的心理预设。为了达到这个目的，他想，应该创造一个对猫来说不害怕的环境。在什么情况下猫不害怕呢？就是它吃东西的时候。动物害怕时不会想吃东西；那么，当它吃东西时，就是与害怕相反的状态。沃尔帕称这种机制为交互抑制。他先在离笼子有点远的地方给猫食物。一开始，猫因为太害怕笼子而不敢靠近食物；但只要食物离笼子的距离够远，它就津津有味地把食物吃完了。第二天，沃尔帕把食物放得离笼子稍微近一些，猫只是犹豫了一下就开始吃了。接下来的日子里，沃尔帕一点点挪移食物，让它离笼子越来越近；直到最后，他直接把食物放在笼子里面，而猫也进来吃了。

猫对笼子的恐惧就在这个过程中慢慢地消失了。如果我们想把这个实验应用到人身上，那只需要找出患者不恐惧的状态。我们用猫的实验直接代入人的身上，就是先让他们置身于令他们恐惧的环境，再给他们食物吃。为了让他们足够饿，得要求他们来心理治疗之前不可以吃东西，只能在治疗过程中吃。只是，如果我们真的这样做，精神科医生恐怕就要因无法使患者痊愈而充满挫败感了……值得庆幸的是，沃尔帕找到了另外一个操作性更强的不恐惧状态：放松。既然猫的实验模型是正确的，我们就可以在引起恐惧的场景中不断重复放松状态，让这个场景失去引起焦虑的效应。沃尔帕使用的方法，就是我们用来治疗玛丽-艾莲娜的循序渐进的方法。他称之为系统脱敏疗法。

这是历史上第一个效果非常显著的行为疗法，许多研究都证实了；这个疗法在治疗恐惧症方面取得了巨大的成功，以至于今天有些人以为行为疗法是专门用来治疗恐惧症的。另外，在沃尔帕之后的一些研究指出，若想取得最佳的治疗效果，只需让患者在合适的时候回到引起焦虑的场景中。所以理论上，我们可以跳过放松这个步骤，甚至也不需要让患者循序渐进地接近焦虑场景。[1]

现在越来越多的医生选择让广场恐惧症患者直接回到焦虑场景：治疗师陪伴患者在地铁或大商场里待几个小时，在这个过程中慢慢离开患者。只要治疗师能让患者安心，并且慢慢离开患者，这个精简版的治疗方式就非常有效。还有一种刺激他们脱离症状的做法：几个患者组成一组，让他们分散在同一个

1　Marks I. M., *Traitement et prise en charge des maladies névrotiques*, trad. de Y. J. Lavallée, Chicoutimi, Gaëtan Morin Éditeur, 1985.

场所的不同位置，而每一次他们之间间隔的距离要越来越远。这些新的治疗方式的使用，并不意味着最传统的系统脱敏法不再有效，后者于20世纪60年代末传入法国，目前对患者来说仍然是最有安全感，也最易被患者接受的方法。许多行为治疗师也在继续使用这种方法。[1]

不同研究显示，广场恐惧症的行为治疗法成功率在60%到80%，大部分经过治疗的患者不会复发。然而，有两个问题迫使我们更加小心：一是较高比例的患者中途会放弃治疗，研究显示这个比例在5%到25%；二是一些患者虽然病情好转，但仍然无法重获完全独立出行的自由。

对比目前行为疗法中的几种方式，我们发现循序渐进的方法——比如系统脱敏法——比好几次长时间高密度地让患者暴露于易焦虑现场，治愈的效果持续时间更长，而且患者中途放弃的比例较低。医生给玛丽-艾莲娜制订的治疗方案不会对她产生过度的压力，同时让她感受到治疗过程在其掌控之中，并且是通过自己的努力取得的进步；慢慢地，她就能重拾生活的自理能力了。

另一个非常影响治疗效果的重要因素就是配偶的情况。通常有些患者来寻求治疗时，患者的配偶或多或少已经适应了患

---

1 Rognant J., *Les Thérapeutiques de déconditionnement dans les névroses*, rapport de thérapeutique au congrès de psychiatrie et de neurologie de langue française, Paris, Masson, 1970.

者的广场恐惧症，这个疾病似乎成了他们生活必不可少的一部分。患者病情的改善会打破他们之间已经建立起来的两个人都满意的某种平衡。[1]例如，得了广场恐惧症的妻子每一次外出都要求丈夫陪伴，这样丈夫生活的全部焦点可能就成了妻子；有些丈夫得面对有广场恐惧症的妻子，妻子总是胆战心惊、依赖度过高，他们轻而易举就能成为妻子眼中“强大的男人”。当然，这两个例子在成千上万对有一方得了广场恐惧症的夫妻中，只是沧海一粟，但很多实例证明，患者症状开始好转时，在病中所建立的夫妻之间的平衡确实会被破坏；有些时候甚至会有配偶或患者意识到这一问题，为了维持原来的平衡而抵抗治疗，因此导致治疗完全或部分失败。这种情况下，如果在治疗的过程中也考虑配偶的情况，在治疗广场恐惧症患者的同时照顾到夫妻双方的情绪，会让治疗成功的概率提高很多。

此外，一旦患者病情好转，可以单独、自在地出门，就需要给他创造出门的机会，让他经常自己一个人出去。痊愈的人若因某种职责在身必须出门，或经常主动出去做一些让他感到愉快的事，疾病复发的可能性就会降低。一份稳定的工作，或仅仅是一项可经常参加的体育锻炼，有许多朋友可以来往，都能鼓励他们保持经常外出的状态。相反地，如果痊愈的患者

1 Barlow D. H., O'Brien G. T., Last C. G., «Couples treatment of agoraphobia», *Behavior Therapy*, 1984, 15, pp.41–58.

没有特别的外出需求，病情复发的概率就高很多。这种情况经常发生在多年把自己关在家里、没有得到有效治疗的女性身上：虽然最后她们的广场恐惧症被治好了，可是因为多年与社会失去联系，重新找一份工作或重新有社交生活相对来说比较困难。如果是这样，治疗小组就需要在治疗过程中帮助患者建立新的社交关系，在疗程结束后使她可以继续去维持这些关系。

关于阴道痉挛这个病，玛丽-艾莲娜痊愈的速度异乎寻常地快。大多数得了这种病的妇女，需要好几次的脱敏治疗才有效果，而且她们需要自己做一些练习，才能慢慢适应异物插入阴道。[1]通常医生一开始会要求她们用自己的手指慢慢插入阴道，适应一根手指之后再加入第二根手指。另外，还可以使用直径逐渐扩大的妇科器材。在这个过程中，性伴侣的积极配合通常会对治疗起到显著的作用。

玛丽-艾莲娜这部分的治疗很快，毫无疑问是因为她的男朋友知道怎样用循序渐进的方式让她安心，所以他们在见了一次性学专家之后问题就解决了。

1　Cottraux J., «Principes généraux et évaluation des thérapies cognitivo-comportementales dans les dysfonctions sexuelles. Résultat sur 94 cas», *Cahier de sexologie clinique*, 1987, 12, pp.50-57.

到底应该先处理表面的症状，还是深层次的心理问题？

关于玛丽－艾莲娜的治疗方案，有些人可能会质疑这方案治标不治本：我们先解决的都是症状，并没有处理她的个性或深层次的心理问题。会这样质疑的人，基本都有精神分析的背景。从精神分析的角度来看，可见的症状都是潜意识冲突的外在表现；一个精神科医生只处理外在症状而没有深入探究潜意识里可能形成疾病的原因，就像患者发烧，医生只给阿司匹林退烧而不处理引起发烧的炎症一样。

恐惧症的行为治疗可以从好几个方面回应这种批评。第一，要知道意识和潜意识其实是相互影响的：患者的潜意识会影响他的外在行为，但反过来外在行为确实也可以影响潜意识。玛丽－艾莲娜重新习得控制惧怕的能力，自由地出门（行为的改变），这可以让她感受到自己有能力控制局面，这些良性的经历进而改变她的自我形象和她对待他人的态度，她的潜意识也必然被影响。

此外，按照心理分析理论，孩童时的经历形成了我们现在的个性，此理论正是认为外在环境里发生的事件对潜意识造成影响。那为什么成年后的外在事件不能影响我们的个性呢？难道我们小时候心理有些扭曲之后就定型了，此后的生活经历不再能影响我们？这样的话，心理治疗甚或心理分析，又为什么可以影响我们呢？

回应这种批评的第二个角度，就是引用弗洛伊德的理论。弗洛伊德在奠定其扎实的神经科学基础的过程中，就曾学过经验论，也明白需要重视可见现象。他注意到，有意识地让恐惧症患者处于引起焦虑的场景，能让治疗成功："那些严重的广场恐惧症患者为了不让自己焦虑而拒绝独自外出。要治疗这些患者，我们只能通过分析让他们暴露于会引起他们较轻微焦虑的环境中，也就是说在他们试图摆脱焦虑时，让他们独自出门，面对焦虑。"[1]这里的言论很清楚地表明，弗洛伊德赞同使用行为治疗中的暴露技巧，尽管他是在精神分析的大框架下提到这种技巧的。

在法国，经验主义声名狼藉。人们认为，经验主义者就是用非理性的方式，随便地试试看。实际上，经验主义只是相较于理论而言，更看重事实。经验主义者总是用观察到的实验结果来验证或推翻理论；他们认为理论只是假设，如果观察到新的现象与其相悖，理论就不再成立了。

一个好的理论，看起来很高深、很正确还不够，它要适用于不断产生的新现象，要可以验证；换句话说，好的理论必须是实践观察"出真知"。[2]所以，现有一切关于恐惧症机制的假

---

1 Freud S., *Lines of adance in Psychoanalytic therapy* (1919), Standart Édition, vol.17, pp.157–168, Londres, Hogarth Press, 1955.

2 Chalmers A. F., *Qu'est-ce que la science?*, trad. de l'anglais, Paris, Le Livre de Poche, Biblio, 1990.

设，若有一天不再符合经验主义的验证，那么这些理论就都无法成立。

许多恐惧症的行为疗法都是从现象观察的研究中得出的。如果上文精神分析师的批评真的成立（即恐惧症行为疗法只改善了患者的外部症状而没有处理潜意识深层的冲突），那么患者恐惧症被治疗后，因为潜意识的问题没有处理，应该出现别的症状——精神分析师称之为“取代症状”（symptômes de substitution）。举例来说，就是一个被脱敏法治愈的广场恐惧症患者会出现别的恐惧症，或抑郁症，或性行为上的问题。然而事实并非如此。许多研究团队长年跟踪接受了行为疗法的广场恐惧症患者，发现他们并没有出现取代症状。[1]反而是行为疗法没有直接处理的一些外在症状，随着恐惧症被治愈而有所改善。这正是发生在玛丽-艾莲娜身上的事：她的广场恐惧症被治愈之后，她对自己更有信心，也更开朗，她与别人相处时更加自在了。

我们可以说，治疗恐惧症的行为疗法仅仅只是常识的应用：我们越是害怕什么，就越应该直接去面对，这样害怕就会消失。但在现实生活里，很多恐惧症患者都曾被亲朋好友逼着单独去面对他们恐惧的东西，结果却是他们更加害怕。要让恐惧彻底消失，我们还需要制造一个环境，让患者有安全感，循

1　Munby M., Johnston D. W., «Agoraphobia: the long-term follow-up of behavioral treatment», *British Journal of Psychiatry*, 1980, 137, pp.418-427.

序渐进地在一段时间内去面对这个恐惧；而这就是行为疗法注重的技巧，也是我们为什么必须鼓励恐惧症患者寻求治疗的理由。现如今，恐惧症的疗法通常是非常有效的。

在心理治疗领域，恐惧症的行为疗法算是难得的成功案例；但这也不能排除对有些患者或有些症状来说，别的方法可能更有效。同样地，先用行为疗法治愈了恐惧症外显症状的患者，后续也可以用精神分析疗法接着进行治疗。

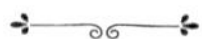

对喜欢看到治疗成果的精神科医生来说，治疗玛丽－艾莲娜令人感到惬意：漂亮迷人的患者痊愈了，重新开始她的幸福生活。但这不是一个精神科医生必然的日常，也不是医院其他科室的惯例。一个和我讨论治疗结果的同事这样总结："在我所有的患者中，我觉得其中三分之一痊愈或几乎痊愈了，还有三分之一在我的治疗下症状减轻了，剩下的三分之一，我似乎仅仅帮助他们懂得如何去忍受那些病症。"

当然，每个精神科医生的乐观程度不一样，这个比例的预估也就不可避免地随之变动，比如今天有些医生把痊愈或几乎痊愈的三分之一说成……四分之三。接下来的几章中，我们会看到一些疗效没那么显著的病例，这些病例中的患者仍在经受着困难重重的考验。

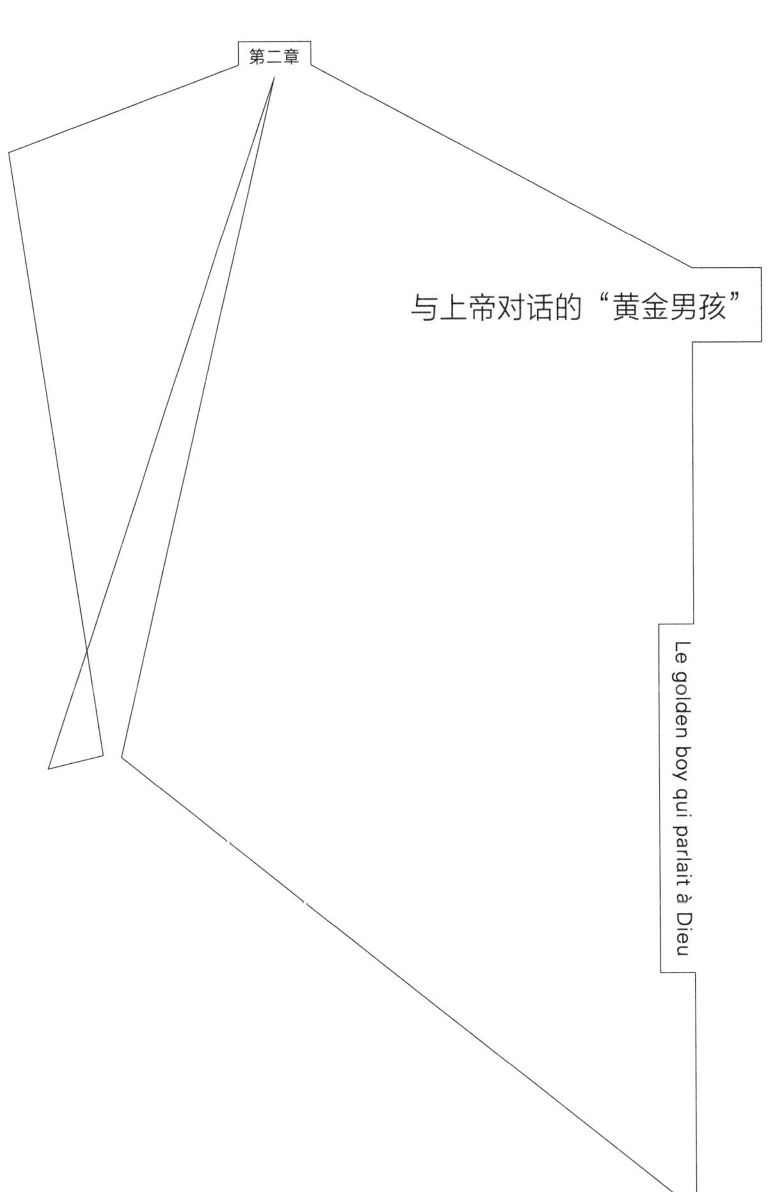

第二章

与上帝对话的“黄金男孩”

Le golden boy qui parlait à Dieu

科室的秘书打来电话时，我正在给一个同事写信。

“有一位先生想跟您讲电话。”

“我认识他吗？”

“应该不认识，是夏尔-爱德华·D.先生。”

“确实不认识，他为什么找我？”

“他说在报纸上读到一篇对您的采访。”

“什么报纸？我没有接受任何采访啊……”

“一份金融报。”

“啊，我想起来了，确实有这么回事。”

“那就好。我把电话转给您。”

几周前，有位记者朋友就压力问题采访了我，要我谈论证券交易经纪人、操盘手和中间人拿着客户资金操盘股市所承受的压力。这次采访后来写成文章发表在《金融日报》上。证券交易经纪人或股市操盘手通常非常年轻，因职业需求一整天盯着显示全世界股市变化的大盘，仅一笔买进或卖出的交易就足以影响他们的职业生涯和个人声誉。支撑着他们在如此大的压力下继续工作下去的，是刺激的感觉和极高的收入——他们在三十岁之前就能赚到与大公司高层领导一样的工资。因此他们有着“黄金男孩”或“黄金女孩”的绰号。

或许来找我问诊的先生就是他们中的一员？因压力过大而精疲力竭，来寻求我的帮助？我开始对他有点好奇了。像我这样，整天在看不见太阳的地下室办公室里，坐在人造革沙发上，和一两名医院里的医生共用一盏镀锡铁皮灯的人，偶尔也会希望听听另外一个世界的事情。在那个世界中，工作人员办公室对着的是最美丽的大道，他们坐在头等舱里从一个首都飞向另一个首都，计划着四十岁退出职场。当然啦，这个世界也有令人不舒服的地方。要在这个世界中大展手脚所需要的能力，显然和一个精神科医生应当具备的能力完全不同。

那么这个并不认识我，却想和我说话的“黄金男孩”想从我这里得到什么呢？

后来发生的事，完全超出我的预期。

“啊，医生，真高兴我能和您说话！”

“您打电话来跟我讨论那篇报道吗？”

“是的，那篇文章写得真好！特别是那些照片，拍得很出色。那些照片令人心生敬畏，我甚至可以说，让我浑身战栗。”

“照片？我的照片？”

“是的，文章中附有您的照片。我正是用这篇文章夸奖[1]您哪！哈哈！”

“我的照片？……为什么您对我的照片感兴趣呢？”

“我一看见您的照片，就觉得您能理解我说的是什么，亲爱的医生。就是您的目光。”

“理解什么？”

“理解我。我意识到您能明白那些信息。我发出去和收到的信息。”

“毫无疑问我能明白您说的。”

“哈！哈！我感到您在测试我。”

“什么让您觉得我在测试您？”

“没什么，您给我传了一个信息，一个充满智慧的信息，让我变聪明，成为智者。”[2]

“一个充满智慧的信息？”

“是的，照片上的您看上去很有智慧，一副智者的样子。”

“所以您希望见见我？”

“必须的。我必须得见见您。”

“这样的话，我们约个时间吧。”

---

1 原文表达夸奖这个意思的短语中有“文章”这个词，D.先生玩了个文字游戏。——译者注

2 这位先生又玩了一个文字游戏，信息（message）这个词里面包含了“充满智慧的”这个形容词，而后面用到的动词“变聪明”和名词“智者”都有同一个词根“sage”。——译者注

“当然，当然！我太高兴了，我心里满满的喜悦啊！”

“我今晚七点有一个空档。”

“太好了，我会来的。能和您通电话实在太高兴了，亲爱的医生。那么晚上见啦。”

夏尔-爱德华·D.先生的言辞之间带着浮夸的喜悦，他那么迫不及待地来见一个素未谋面，只是通过一篇文章得知名字的医生，还不断地玩文字游戏，这一切完全不符合我印象中金融业工作者的形象。因此我很快就安排下去，若见面后的实际情况证实我的猜测，这位先生就要进行住院治疗。结果，D.先生没等到晚上七点就来了，挂了电话几分钟之后，他马上就出现在接待处。D.先生体形胖胖的，脸圆圆的，蓝色的小眼睛活跃地转来转去，双颊泛着红光，一副心情很好的样子，像极了童书里的人物。他穿着灰色条纹西装，剪裁精致，但有点起皱；戴着一条艳红色领带；活力四射，还没坐稳就开始讲话了。

“啊，亲爱的医生，刚才是您跟我通电话吧。是的，是的，您太神通广大了，什么问题都能解决。”

“您希望解决什么问题吗？”

“最简单的解决方案，轻松进入灾难，[1]哈哈！我就在这里，像浴火重生的凤凰；是的，医生，我就是这样站在您面前。”

“D.先生，我看您心情非常好。”

1　D.先生在玩押韵的文字游戏，简单和轻松原文为“facilité”，灾难为“calamité”，这两个句子在原文读起来是押韵的。——译者注

“您讨厌我这样吗？”

“不不，当然不会。我只想知道为什么。”

“为什么我来了？这才是问题吧，这是一个关于信任的问题。仅仅因为您的全身照，大头照，那许多张精美的照片，是的，尤其是您的头像照片，所以我来了，就在这里。实际上，这信息够奇怪的。”

“信息？”

“是的，您给我送来了一个信息。”

“哪条信息？”

“哈哈！别这样，您还问，您当然知道是哪条信息。”

“我真的想知道您收到了怎样的信息。”

“就是您点头的那张照片。我感到您向我传送了能量，类似于能量云的东西。”

“我看您自己就精力无限，还需要别人给您传送能量吗？”

“是的。我感受到您送来的能量，我能收到全世界送来的能量。”

就在这时，电话响了。还是秘书。

“有人想跟您聊聊这位先生的事。”

“把电话接过来吧。”

打电话的是D.先生的同事，言语中流露着担忧。他打电话是为了说明，几天以来，D.先生的行为把银行里的同事们都搞糊涂了。事情是从星期一开始的，当时他们公司的一个美国大老板来巴黎开会，D.先生好像跟他非常熟识似的直接用“你”称呼他，并叫他“尊贵的主人”。值得庆幸的是这个老板不懂法语，也没注意到这件事就离开了。自从那之后，D.先生会就各种话题跟同事开玩笑，工作时间常常离开办公室，用他自己的说法，是“去清理小牛脚”。以前他对女同事非常有礼貌，但他最近有一次居然一边摸一个女同事的屁股，一边兴奋地叫她“让人垂涎欲滴的小姐”。几个小时前，他敲定了一笔远远超过他权限范围的巨额交易，还把这笔资金投入风险很大的项目。一个同事提醒他这么做有多冒险时，他兴高采烈地说道：“对于被光引导的人而言，做任何事都不冒风险。”接着，还唱起了下流的歌。

他的同事哀伤地对我说：“您知道，像我们这样的公司，是容不下这种行为的。”显然，他认为银行是全世界最重要的机构。接着，他让另一位年轻女士跟我说话，就是上文提到D.先生非常“绅士”地接近过的那位女士。比起刚才说话的那位先生，她好像更加理解D.先生的行径，认为他应该是精神出了问题。她向我解释，是她引导D.先生去看那篇报道，并且鼓励他来见我的。她一提议，D.先生就很欣赏这个想法；当然他自己说不是为了来就诊，而是关于这个主题——按照他的话说是关于“艰苦劳作的人群”，他的见解要比我的高明许多——所以要来点拨我。说完这些他又去挑逗这位女士。

我一边听着D.先生同事在电话里的话，一边看着他。他在椅子上不安地挪动，本来已经红润的双颊看上去红得更厉害了，并且极度烦躁不安。

“电话里的人在说关于我的事吧？我感受得到，谁在说我的事？”

“是的，”我一边挂电话一边说，“是您办公室的同事。他说这几天以来，您的行事为人变了。”

“怎么能不变呢？这是被主引导的巨大变化。他是世界的主，是所有生灵的主。所有生灵，包括田野中不纺不织，还可能……不尿的小鸟[1]。哈哈！”

“D.先生，您的同事提到您说过‘对于被光引导的人而言，做任何事都不冒风险’。您这么说具体指什么？”

“哈哈！您应该很清楚的，预估能力，洞察能力，就是有远见啊，医生！”

“我明白，但是我想知道您说的‘被光引导’是什么意思呀？”

“上帝！上帝引导我。他也引导您。无限仁慈的上帝，充满荣耀的上帝，伟大无边的上帝！愿荣耀归给至高神！而我们，仅仅是他面前的尘埃，他手掌上的沙粒。我们不过是尘土，终将归于尘土……”

“上帝确实有可能引导着您和我。但是您认为至高神对您

1　这里D.先生试图引用《圣经》中马太福音6章26节：“天上的飞鸟，也不种也不收……你们的天父尚且养活它们……”而后面说到“不尿”仍是个玩笑。——译者注

有特别的旨意吗？”

“啊！啊！至高神，在高处，高高在上，嘿嘿哟！”

“好吧，我希望您告诉我您到底是怎么看待上帝的。”

后来我还问了几个问题，但和D.先生交谈着实需要耐心，因为他在谈话过程中不停地开玩笑似的念着“咒语”，或用一些文字游戏偏离话题。但最后，他还是跟我承认说，他觉得自己可以和上帝对话。上帝命令他做一些与证券交易所相关的事，并交代给他一个任务：变得巨富无比，然后把钱财散发给全世界的穷人，创造一个世界性的新宗教，这个宗教要用他的名字命名。

“您投身于这项使命很长一段时间了吗？”

D.先生的蓝眼睛里闪着狂热的光芒。

“没有！但我知道，就是‘他’对我说话，‘他’对我说的！难道这要我喊出来吗？”

D.先生的态度一下子变了。尽管我已经掩饰自己不表露出真正的想法，他还是认为我怀疑他获得的启示，因此看上去非常生气。

“听着，D.先生，我认为我们应该心平气和地讨论。”

D.先生突然站了起来。

“不，我要走了。再见。我们就谈到这里吧。是的，就谈到这里。”

“我想您最好留在这里，D.先生，我们还需要接着谈下去。”

“不，不要。我不需要再说什么，我已经说够了，吐够了槽，发够了誓；我要走了，神圣的好上帝！”[1]

他一边嘟嘟囔囔，一边离开办公室。我马上打电话给接待处的护士，让她多叫一些人拦住D.先生，免得他离开我们科室。挂了电话，我自己也跑出去追我的新患者。他已经走到了门口大厅，护士试图拦住他，但他跳着躲过了，然后就消失在入口处。

追着患者跑可不是件光彩的事，显然破坏了精神病科室的形象。前一秒我还是善解人意的医生，下一秒却要突然变成把对手压倒在地上的斗士，这样的转变真不容易。所有精神科医生应该都经历过用蛮力去控制病情发作的患者的情况，但这种情况大多数时候发生在住院部、急诊室，那些部门配有专人制服情绪激动的患者。D.先生本来就是自愿来看诊的，他的情况也不会立刻危及自己和他人的安全，所以，从医学伦理上来说强制留下他是否合适还有待讨论，再说我们当时也没有合适的人力气大到可以制服他。但无论如何，对于这位先生我还是放心不下，他认为自己全知全能，这样的想法会把他带到什么地步呢？

在日常用语中，我们用“……癖”（maniaque）[2]形容一个人

---

1 这里又有一个文字游戏：吐槽、发誓、走了、神圣，在原文里都是é结尾，这几个词都是押韵的。——译者注

2 maniaque：日常用语中这个词翻译为“有……狂的，有……癖的”，在医学用语中翻译为躁狂症或狂躁症。——译者注

过于细心，极度坚持自己的某些习惯，注意细节到吹毛求疵的地步（例如“某人有整理癖”）。但精神科医生用同一个词来描述上文中我提到的刚认识D.先生时他的状态：他得了躁狂症。当然他的行为状态与吹毛求疵、过分追求秩序没有任何关联。

实际上，躁狂症是抑郁症的反面。得了抑郁症的人面容哀伤、言语寡少、动作迟缓而且不愿意动弹；而“黄金男孩”容光焕发、活泼好动、多言且语速很快。他说话时一直玩着文字游戏，说明他心情愉快，思维活跃。抑郁症患者容易觉得自己比别人差，没有能力，是个失败者；“黄金男孩”则看自己才华横溢，总是自信满满，深信自己做什么都能成功。他认为身边的人就该毫不迟疑地支持他，一旦有人不认同他伟大的想法或他的玩笑话，他很快就会被激怒。抑郁症患者恰恰相反，他们总认为自己配不上任何形式的支持，所以并不期待身边的人接纳、理解自己。

D.先生来就诊时表现出来的就是典型的躁狂症症状。而且，他有一定程度的妄想和幻觉——通常躁狂症患者中有五分之一的人会出现妄想和幻觉的现象。躁狂症患者和重度抑郁症患者的妄想当然也正相反：后者的妄想通常充满着破坏、哀伤，想象自己犯了极严重、不可原谅的过错而被惩罚，而事实上他们根本没做什么。比如说一个得了重度抑郁症的犹太人，他的一些家人在纳粹对犹太人的大屠杀中丧生，他认为自己应该对此负责。D.先生的妄想就完全不同了，他认为自己有超乎常人的才能，所以被神选中，并被委以改变世界局面的重大使命。不是所有的躁狂症患者都会有妄想症，但他们无一例外地都对他们的能力和取得成功的可能盲目乐观，因而做出危害他们职业生涯、财产，甚至是生命安全的事情。

这里讲一下另一位躁狂症患者，事情发生在他进行治疗之前。有一次，他在兴奋了一整天之后，晚上去了一家名声很差的夜店，在里面一轮又一轮地付账请客。到最高潮时，甚至向夜店老板提出他要购买这家夜店，打算将它改造成国际赌场。老板将信将疑，结果把他激怒了，当场就签了一张巨额支票给老板；事实上他得倾家荡产才能付得出支票上的金额。老板看到支票，自然就对这位可能的合伙人大感兴趣。只是下一秒，我们的患者先生就和夜店保安打了起来，仅仅因为保安不喜欢他说的笑话，他自己则觉得那些笑话高明极了。他用很伤人的话不断挑衅体重是他两倍的保安，保安忍无可忍，最后出手打伤了他。好在另一个和他一起出来找乐子的朋友——虽然也醉得差不多了，但还保持着一定程度的清醒——叫来了警察。两名便衣警察悄悄潜入人群，这场闹剧才得以收场。要不是后面发生的这些事，一开始谁也不知道那位先生是个患者呢！

躁狂症患者可能有一定的攻击性，但只要别人不惹他们，他们的心情一般都非常愉快；而就算他们被惹到了，也很少使用暴力。只是，他们容易高估自己的能力，所以对别人来说确实有可能带来一定的危险或风险，尤其像是在开车或处理商业事务时。大部分躁狂症患者容易挥霍无度，这点表现在D.先生身上就是他兴高采烈地操作着巨额交易。有一位女患者，生活在一个大家庭中，过去总是持家有道，后来她突然开始不断购买“优雅的小套装”，她丈夫立刻觉得事情不对劲；这就是她得躁狂症最初的征兆。外省某市的某位富豪，为人向来非常低调，有一天在一家豪华轿车的代理销售部突然出现躁狂症的状态：不耐烦地打断销售人员的劝阻，直接买了两辆同一车型不同版本的赛车，一辆是敞篷的，一辆是冬天可以开的双座。除了上文提到的这些病例，还有许多患者甚至因为几天之内疯狂地消费而破产。躁狂症患者常常做出冒险的行为，但他们从不觉得自己生病了，反而认为自己状态极佳。这些都说明了为什么他们最终往往以被迫住院收场，至于这点，D.先生也无法例外。

D.先生在一家高级酒店订了个房间，付费叫了几个年轻女郎来享乐，这些女孩一个个接连来到。只是我们的D.先生并不满足于肉体的欢愉，还到楼下的大厅里声嘶力竭地唱起了赞美上帝的诗歌。这次他的行为终于引起工作人员的注意，叫来了警察。警察发现D.先生的情况超出他们的能力范围，很快就把他带到精神科医院住院部的急诊室。迷迷糊糊快睡着的精神科大夫立刻意识到D.先生是躁狂症发作，做的第一件事就是努力劝他留下接受治疗，但D.先生非常不客气地拒绝了，医生只好通过正式的行政程序强迫他留下。当时D.先生拒绝服用任何药物，他们只好给他打了一针镇静剂。他终于睡着了，而且睡得很沉。

D.先生很显然已经是重度躁狂症患者。但有些患者病情较轻微，还有自我控制能力，我们称他们为“轻度躁狂症患者”。

轻度躁狂症患者情绪高昂，精力充沛，在生活的所有层面都可能表现得极其活跃，睡眠需求降低，总是在筹备新的计划。病情发作时，患者各方面能力明显提高，而且富有创造力。一些艺术家、作家、组织者和商人能获得成功，可能都得益于持续的情绪躁狂状态。此外，也存在着轻度躁狂人格，拥有这种人格的人天生处于轻度躁狂状态，一生与此为伴。他们比普通人乐观很多，不管处于哪个领域都属于高产人群，但对周围的人来说，和他们在一起精疲力尽。巴尔扎克就是最典型的例子：他思维奔逸，口才过人，是个非常多产的作家；他一心图谋大事——认为在默东（Meudon）种菠萝或在科西嘉岛种鸦片可获得巨额利润，却极度没有耐心，挥霍无度，有数不清的爱情经历；所有这些症状都表明他有轻度躁狂症。[1]轻度躁狂症是天才的最佳盟友。

躁狂症患者经常很喜欢自己发病的状态。我的一个患者非常想念他躁狂症发病最厉害的时期，为回到那种状态自己悄悄

1 Jeannot A., Honoré de Balzac, *Le Forçat de la gloire*, Laboratoire Geigy, 1986.

停了药；然而他的妻子需要撤销他发病时签下的许多张支票，这些程序相当复杂，她已经精疲力尽了，此外她还总看到自己家的床上躺着别的女人，这些实在不是什么“让人喜欢”的事。患者心醉神迷的狂喜状态，他周围的人通常难以忍受。有些患者甚至声称自己可以与亡灵说话。当然，我们也不能推论所有有神秘经历的人都有躁狂症。

躁狂症和抑郁症的对比如此鲜明，仿佛一个作家为凸显强烈反差特意创造的虚拟文学形象，只是这两种状态确确实实存在于现实世界里。最让人惊讶的是有时一个人可以既躁狂又抑郁。正如伊卡洛斯[1]，因过于接近太阳，蜡翼被熔化了。物极必反。后来，我得知D.先生也躲不过这个定律。几乎所有得了躁狂症的患者，从躁狂的巅峰状态下来时，都会患上或轻或重的抑郁症。他们的自杀风险在所有抑郁症患者中是最高的。

目前，D.先生正处于把自己神化的阶段，认为自己会在上帝慷慨的赏赐和帮助下统治全世界，压根儿不会想到自杀。被强制住院之后，他的状态比刚来医院时平静了许多。入院后的前三天，因为镇静剂剂量很大，他几乎都处于半睡状态。医生还在给他的处方中加了锂盐，但这个药剂的效果要过好几天才显露出来。在锂盐发挥作用之前，主治大夫试着降低镇静剂的

1 Icare，希腊神话中代达罗斯的儿子，与代达罗斯使用蜡造的翅膀逃离克里特岛时，因初次尝到飞翔的喜悦，忘记父亲的嘱咐而飞得太高，接近太阳，双翼被熔化而跌落水中丧生。——译者注

用量，可剂量一降低，D.先生就语速加快，高谈阔论，滔滔不绝，开始玩文字游戏；上一分钟还兴高采烈，下一秒就勃然大怒，甚至威胁要把我们告上法庭，因为我们强制他住院。但无论如何，他没有再提上帝。慢慢地，文字游戏出现的频率越来越低，他的情绪越来越平稳，也不再抗议住院这件事。他所在的住院部就是我以前工作的部门，所以我每天都去看他，逐渐看到一个正常、聪明、有教养的D.先生。他自己也承认之前“有点失常”——这是他自己的说辞。

他有个姐姐常常来看他。她说六年前他在驻美国一个大城市的法国大使馆服兵役，曾经出现过类似的状态。他发病后被带到当地的医院进行治疗，不到一个月就恢复正常。她发现，去年冬天他有点忧郁：话说得少了，不再和朋友们出门，而且说有可能要辞职。她听到后非常惊讶，因为她知道这份工作非常适合他，收入也很高。后来，他好像不再忧郁了，但姐姐注意到他们讲电话时弟弟过于兴高采烈。

我询问了他们家族的情况。他姐姐告诉我，她从未见过面的舅舅——他们母亲的一个兄弟是自杀死的；有个叔公，是家族中很有名望的企业家，后来却挥霍无度，到处找女人，几年之内就把家产败光了。而D.先生和他们的母亲，因为抑郁症接受过好几次治疗。听完这些，我们更加确定有必要让D.先生继续接受锂盐治疗。D.先生得了躁郁症，也叫双相情感障碍。患者在两个极端的状态之间游走，一端是躁狂症，一端是抑郁症。我看到D.先生时他是躁狂发作，他姐姐所说的证实了他也经历过抑郁发作。而她提到的家族中另外几个人应该都是得了这种病，自杀的舅舅毫无疑问是抑郁发作时出事的，挥霍家产的叔公应该和D.先生一样属于躁狂发作。

躁郁症患者必须长期接受治疗，不难想象，这对他们自己和家人来说都是艰难的考验。发病几次之后，患者自己或家属都懂得去留意抑郁期开始或躁狂发作的一些信号。这些前驱征兆通常表现为睡眠状态的改变和难以察觉的情绪变化。[1]如果在这个阶段患者就接受了有效的治疗，就有可能阻止病症的全面爆发，进而避免患者住院或减少住院的时间。所以，帮助躁郁症患者识别这些复发的前驱征兆，是精神科医生主要的职责之一。

D.先生三个星期后出院了。除因镇静剂治疗引起的嗜睡之外，他的状态都正常了。而我们之后也慢慢减少镇静剂的用量。他出院后回到银行，得知自己被解雇了。他入院前操作的巨额交易并没有带来多大的损失，但他的经理因为他发病那段时间的言行，不想再见到他。

在D.先生的要求下，我打了个电话给他的经理。我严格遵守医疗保密原则，只字不提D.先生的病情诊断，只是简单解释他上个月的言行是因为生病了，他现在已经完全康复了。而

1 Fava G. A., Kellner R., «Prodromal symptoms in affectives disorders» , *American Journal of Psychiatry*, 1991, 148, 7, pp.823-830.

且，为了避免各种复发的可能，目前仍在接受治疗。但经理并没有让步，他对我说：“我们这里遵守优胜劣汰的原则，位置可不会留给有问题的人。”

还好D.先生很有能力、精力充沛，很快就在前单位的竞争对手——另一家银行中找到工作。在新工作中，他表现得一样出色。很多躁狂症或抑郁症患者都不会有这样再来一次的机会。

我和D.先生每个月仍会见一次面，评估锂盐的效果。他跟我解释了这次住院怎样改变了他的人生。

“我一直都知道应该进行锂盐治疗，但我自己不接受。”

“为什么？”

“不想承认自己有病，不想每天吃药。还因为家族的历史：自杀的舅舅，五年之内败光家产的叔公……接受锂盐治疗，等于承认我和他们一样。而我母亲谈到他们的时候，那口气可不是赞美啊，您明白我的意思吧。所以，要承认自己和他们一样……”

“那么现在你怎么想呢？”

“现在不同了。到吃药的时间时，我对自己说，这就像见一个朋友一样，天天见有点烦，真希望能少见一些，但至少，它能拦住我不做蠢事。”

“这比喻不错。”

“是的。这样可以帮助我把药吃下去。”

D.先生得的病是特殊病例吗？

抑郁症的发病率比较高（五分之一的女性和十分之一的男性，一生中至少得过一次抑郁症），但双相情感障碍，就是既有躁狂发作又有抑郁发作的病例，却少见得多。不同研究显示，躁郁症的终身患病率从0.5%到1%不等。流行病学研究表明，属于较高社会阶层的人得躁郁症的比例较高。为什么会这样呢？有好几种可能性。有一种理论认为：收入高的人群受的医疗跟踪护理更全面，躁郁症被诊断出来的概率较高；而收入低的人群医疗条件较差，就算得了躁郁症，被诊断出来的概率也较低。然而，流行病学更精确的研究显示，躁郁症发病率与收入成正比，这样就推翻了上述发病率与医疗跟踪护理有关的假设。为什么发病率与收入成正比？或许躁郁症患者有一些个性特征，这些特征让他们有发病的风险，同样也是让他们在社会上取得成功的推手。我们不能忘记这个疾病本身，至少在轻度状态时，患者会更加果断勇敢，更易进入高产的状态，这些本来就是提高社会地位和获得成功的有利因素。所有精神科医生，包括我在内，都注意到双相情感障碍患者中艺术家和知识分子的比例高得惊人。

比起其他精神疾病，双相情感障碍受遗传因素影响更大。几乎所有精神科医生都遇到过像D.先生这样家族中好几个人罹患双相情感障碍的状况，在这些家族中，可能好几代人或多或少都出现过不同程度的病症。躁郁症比起单纯的抑郁症遗传概率要高很多。一半的双相情感障碍患者至少有一个家人曾经单相抑郁发作或双相躁郁发作。当然，也有躁狂症患者是没有家族发病史的。

这样，就算双相情感障碍被确认具有遗传倾向，我们目前仍然不清楚遗传的方式。有学者提出可能和基因中的11号染色体或10号染色体有关，但最新的研究并没有证实这一点。[1]分子遗传学在将来十年内应该可以给出答案，至少能让我们根据遗传方式给不同形式的疾病分类。[2]

至于到底是什么导致躁狂或抑郁发作，原因很复杂，与每个个体本身的情况、所处的环境，以及这两个因素之间的交互作用有关。有些研究指出，患者在第一次发作之前，生活中确实发生一些事刺激了他们；[3]本身就有发病倾向的潜在患者，压力的增加是压死骆驼的最后一根稻草。另外有一些患者发病的间隔非常规律，比如说每六个月或每两年发作一次，他们内心好像有一个与外在环境完全无关的时钟，到时间就发作了。

---

1 Mendlewicz J., Leboyer M., De Bruyn A., Malafosse A., Sevy S., Hirsch D., Van Broeckoven C. V., Mallet J., «Absence of linkage between chromosome 11P15. Markers and manic depressive illness in a belgian pedigree», *American Jounal of Psychiatry*, 1991, 148, 12, pp.1683-1687.

2 Baron Endicott, «Genetic linkage and mental illness limitation and prospects», *British Journal of Psychiatry*, 1990, 157, pp.647-655.

3 Dunner D. L., Patrick V., Fieve R. R., «Life events at the onset of affective bipolar illness», *American Journal of Psychiatry*, 1979, 136, p.508.

为什么用锂盐治疗？

躁狂症需要马上进行治疗，在精神病领域算是少见的急诊情况之一。治疗的原则很简单：让患者安静下来，把他隔离起来。这就是精神科医生需要快速行动，并使用较多镇静剂的原因。躁狂症患者若处于患病初期，并且知道自己生病了，一般都会接受医生或家人的建议去吃药；但患者若处于发病的巅峰状态，就会拒绝所有形式的治疗，也无法忍受其他人剥夺他的自由，因为他自我感觉良好，也不觉得自己有接受治疗的必要。所以，这时医生只能强制他接受治疗。很多人认为精神科医生乐于做这些事，但其实对医生来说很困难，因为他们选择这个行业，期待的是坐在办公室里，安安静静地与患者对话。

20世纪60年代开始，人们就开始用锂盐治疗躁狂症，这是一个很大的进步。澳大利亚精神科医生凯德（Cade）从1949年起，给急性躁狂发作的患者服用尿酸锂，发现患者几天内就安静下来了。但这个病例在当时只是锂盐治疗成功的个案，其他尝试锂盐的病例都以患者中毒告终，医生们也都放弃了用锂盐来治疗患者。多亏了丹麦精神科医生绍（Schou）继续坚持研究如何用锂入药，我们今天才能在精神病领域重新使用锂盐药物——只要在疗程中注意监测血液中锂的含量，避免患者的用药达到中毒的浓度。后来，人们发现锂盐不仅能让躁狂患者在几天之内冷静下来，还可以有效预防躁狂或抑郁发作。

今天，锂盐治疗是非常安全的，只要严格遵从监测守则，把血锂浓度——就是血液中锂离子的含量控制在一定范围内就可以了。低于这个范围，治疗可能没什么效果；超过的话，中毒的风险就变高了。所以，服用锂盐的患者需要定期抽血查看血锂浓度是否在安全范围内。此外，患者最好每年至少做一次全身例行检查，监测肾、甲状腺和其他一些有时可能会被锂影响的器官的功能。

如果D.先生服用锂盐药物不良反应很大怎么办？

有些患者的身体无法承受锂盐药物，他们服用后可能会出现疲倦、全身无力、体重增加或其他不适症状。还有一些患者，对锂盐排斥，这种药物不能改善他们的病症，不管多么规律地服药，病情总是复发。这种情况下，有可能是他们的血锂浓度不够高，只需要提高他们服用的锂盐剂量，病症就不会复发得那么频繁。但还有一种可能，就是血锂浓度提高了，但患者还是再次躁狂或抑郁发作。

不管是锂盐药物不适还是无效，值得庆幸的是，还有另外一种药物可以防止病情复发：卡马西平[1]。长期以来，医生用卡

1 Post R., Uhde T. W., «Carbamazepine in bipolar illness», *Psychopharmacol. Bulletin*, 1985, 21.

马西平来治疗癫痫症，到20世纪70年代才发现也可以用它来预防双相情感障碍的发作。患者在服用这种药物时，也和接受锂盐治疗的患者一样，需要监测血液中卡马西平的浓度来控制药物服用的剂量，还需要用规律的验血来确保身体器官能够承受治疗。

精神科医生选择用锂盐或卡马西平进行治疗，完全取决于患者对哪种药的承受度较高；需要注意的是，如果患者同时还服用其他药物，就要选择不会与这些药物起冲突的药。对于有些患者，经过尝试之后，也可以用混合锂盐和卡马西平的疗法。此外还有第三种药物丙戊酰胺，该药也可以遏制或预防躁狂发作。

另外还有一些药物，原本是用来治疗癫痫[1]或心律不齐[2]的，有时也可以让无法适应锂盐或卡马西平治疗的患者服用，以预防病情发作。不同药物的不同作用，仍然是目前研究的课题；这些研究毫无疑问可以让我们更加明白这种病的生理机制。

---

1 Freeman T. W., Clothier J.-L., Pazzaglia P., Lesem M., Swann A., «A double blind comparison of Valproate and Lithium in the treatment of acute mania», *American Journal of Psychiatry*, 149, pp.108-111.

2 Jacques R. M., Cox S. J., «Verapamil in major psychotic depression», *British Journal of Psychiatry*, 1991, 158, pp.124-125.

一旦开始服用锂盐，是不是终身都得吃药?

人们常说，一旦我们决定让一个患者开始服用锂盐，他就得终身服药。这种说法是不恰当的。首先，患者若对锂盐的药物耐受性降低，我们可以换一种可替代的药物。[1]其次，如果患者服药已有好几年，没有出现复发的症状，而对这个患者来说药物不良反应也很大，他可以和他的精神科医生讨论是否停药。

但是要知道，停药之后病情复发的概率就升高了，患者需要更加小心，留意复发的征兆；若观察到一些信号，就得以最快的速度看医就诊。若想停药，必须谨慎地衡量一切情况，尤其要考虑到病情复发后对家庭和职场的影响，再和医生一起做出决定。

双相情感障碍只能靠药物治疗吗?

使用所有这些药物治疗不意味着心理治疗在双相情感障碍的治疗中是无效的。恰恰相反，患者在躁狂或抑郁发作之后，面临一系列给社会和家庭带来的影响，就这些部分而言，

1 Prien R. F., Gelenberg A. J., «Alternatives to lithium for preventive treatment of bipolar disorder», *American Journal of Psychiatry*, 1989, 146, pp.840–848.

他也急需别人的支持和建议，因而非常需要心理治疗。患者若在两次发病之间长期处于抑郁状态，或他的病是人格障碍，那么医生就会建议其进行心理治疗。除此之外，就像对待其他所有精神疾病患者一样，在心理治疗中与患者的配偶、家人交谈，可以让家庭成员之间的关系不那么紧张，弱化引起压力或复发的可能的因素，也能让患者身边的人更理解该疾病的性质。

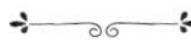

D.先生服用锂盐之后，从严格意义上来说，躁狂症没有真正复发过。但他一年中会有一段时间——大概几个星期，感到精力旺盛，心情极度愉悦，会做更多的工作，消费也更多，但他并没有因此犯下大错，反而利用这段时间的体力优势在职业上取得大的进展。这里需要提一下，他离开了后来的工作岗位，和两个朋友合伙开了一家金融公司。这段令他异常欣快的时间过去之后，他会感到疲倦、情绪低沉，但那也不影响他正常的工作和生活。这两个对比强烈的时期非常有可能分别对应着躁狂和抑郁发作，但因为服用锂盐，发作的强度降低了。我曾建议增加锂盐剂量或在现有的锂盐基础上加入卡马西平，这样也许可以拉长情绪循环的周期，但他考虑之后拒绝了：“情绪低沉期确实让人不舒服，但情绪高涨期，医生，在情绪高涨期间……我觉得那才是真正活着的状态！”

所以，D.先生算是保留了些许双相情绪障碍的两极波动，就好像厌倦了风平浪静的水手，一点点风浪并不能吓倒他，反而让他兴奋。当然，我和他还是非常警惕，小心着大风暴来临前的那些信号。

第三章

骑士与死亡

Le chevalier et la mort

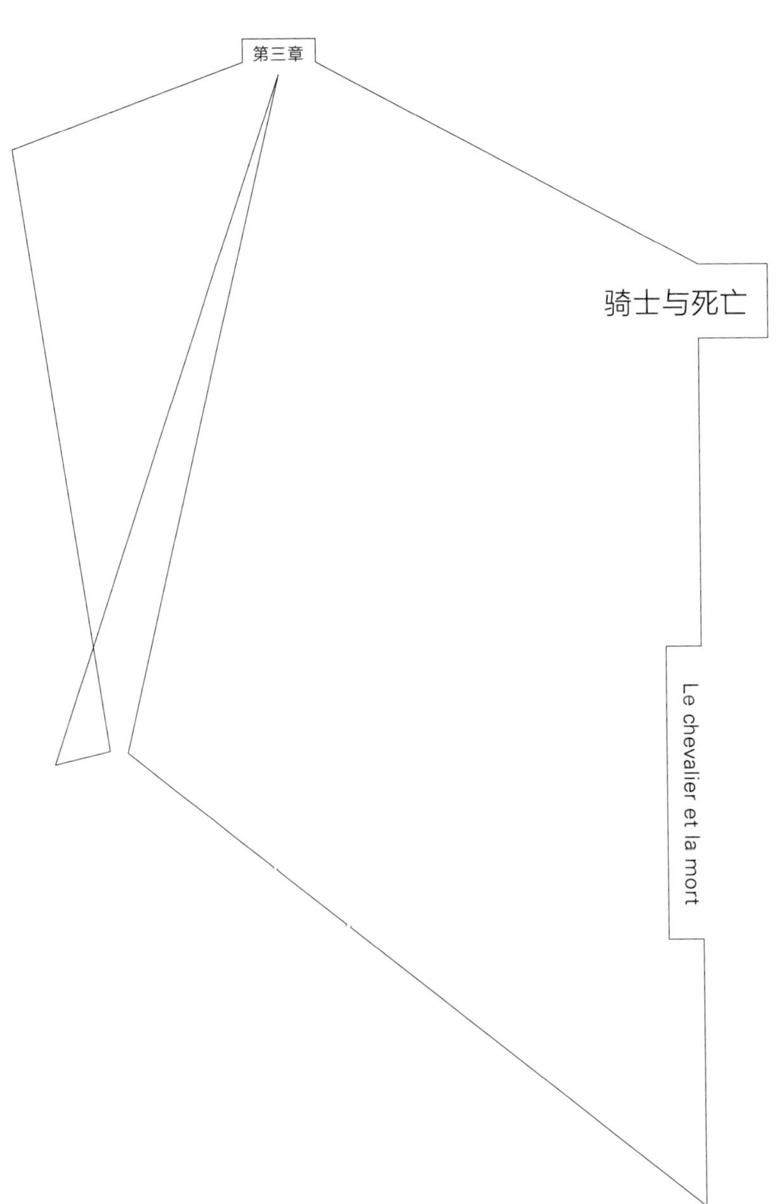

B.先生的妻子觉得近来丈夫变得和以前判若两人，所以带他来就医。B.先生又高又壮、表情严肃、目光忧郁，我小小的诊室似乎容纳不下他。B.先生头大脸宽，颧骨突出，双唇紧闭，让人想起中世纪的大老爷。看到他，我不禁想象他手拿着厚重的十字架盾牌忧郁地注视着耶路撒冷的城墙——这座城市真需要从土耳其人手中解放出来啊！他妻子跟我说话的时候，他低垂着双眼，像一尊沉思的雕像，深深陷入忧郁的泥潭中。他是一家大型IT公司的高管，三个月前被委派负责一个项目，参与其中的工程师有十几个。这个新的职责带来过多的工作，周末他都得带着文件回家，因而忽略了孩子们；他们有两个女儿，小的十岁，大的十四岁。以前他经常打网球，现在也不打了。他妻子发现，最近几个星期他变得越来越孤僻。饭桌上不再与大家交谈，从早到晚都是一副忧愁的样子。连他深爱的女儿们，也不再能让他欢欣。

B.太太好几次尝试让丈夫说出他担忧的事，但他总是避重就轻，只说觉得不能胜任现在的新职位，起初他就不应该接受任命。B.太太还注意到一件让她震惊的事：本来都是她起床比较早，但最近几天，B.先生早上一到五点就自然醒来，悄无声息地下床，坐在客厅沙发上，一动不动，眼神茫然，陷入沉思。

就在他们来医院的这个早上，她甚至看到他哭了。她试图安慰她的丈夫，并问他为何这么忧伤；他回答说觉得自己成了她和孩子们的负担。后来她打电话给一个医生朋友咨询，对方叫她马上带丈夫去看心理医生。

金发、娇小、有活力的B.太太说这些话的时候，B.先生坐在旁边一声不响，只是不安地看着我，好像很不好意思我这么关注他。B.太太肯定地说，丈夫非常爱她，也是个好父亲，直到目前为止，他们一家人生活得非常幸福。

“先生，您认同您太太所说的一切吗？”

“……是的……完全同意。”

B.先生的声音厚重深沉，非常符合他壮硕的体格。

“您出现这种情况有多久了？”

“……一个星期吧。”

“不是啊，让，我想比这久多了吧。他早上起那么早确实是一个星期以来的事，但他不太说话差不多有一个月了。”

“先生，您同意太太的说法吗？”

“……好吧……或许。”

像B.先生这样的高管，应该习惯了果断地做决定，但他目前这种迟缓、不确定的表达方式还真有些奇怪，他似乎很难集中精神表达自己的思想。这是他平常习惯的表达方式，还是面对精神科医生紧张了呢？我还需要更多信息。

“太太，您说您的先生一个月来说话比以前少，他以前很爱说话吗？”

“哦，不是的，他原本话就少，是我说得很多！我们刚结婚时，我非常担心，以为是自己说太多让他不高兴了。但后来我明白他性格就这样，话不多。”

“那为什么近几个星期他话少让您担心呢？”

“这几个星期情况不同。他说话很慢，回答问题似乎也很困难，好像总是漫不经心。他再也不笑了，就算和他喜爱的女儿们在一起也不笑。”

“我可以单独和您的先生谈一会儿吗？”

“当然啦。”

B.太太出去了，只剩我和B.先生两个人在咨询室里。

“B.先生，您觉得您为什么会出现现在这种情况呢？”

他犹豫了很久。

“……因为……因为我水平不够。”他最后开口说道，眼泪在眼眶里打转。

“水平不够做什么？”

“……做我应该做的……我的工作……我的家庭……”

“可您太太说她跟您在一起很幸福。”

“……她这么说只是因为她人很好……她很努力……没有意识到我真正的为人……”

“您公司的领导让您负责这个项目，应该是认为您有这个能力的。”

“……他们也没有意识到……”

“那您在以前的工作岗位一定做出了一些成绩吧？”

“……以前我觉得很简单……应该是我想得太简单了吧……那时我其实效率很低……”

“您现在如何看待您的将来呢？”

B.先生双眼垂了下来，不说话了。

“您是不是有很多负面想法？”

B.先生点了点头。

“最近您想过自杀吗？”

“……想过。”

“为什么您觉得自杀能解决问题呢？”

“……我实在不能……再继续下去……对所有人来说，我是个负担……”

“我觉得您有很严重的抑郁，您应该非常痛苦。但我想我们能够帮助您。”

“……”

“您可以接受住院治疗吗？”

“……不可能……”

“为什么？”

“……我要工作……”

“可您刚才说，您现在已经没有办法集中精神工作了。您不认为最好等您状态好一些再重新回去工作吗？”

“……我不想待在医院里。”

“我能理解，考虑住院不是件让人舒服的事。但我向您保证，我们会尽一切可能让您的住院时间缩短。您在这里可以获得相应的帮助。”

“……我不这么认为……什么都没有用……”

B.先生现在的状态就是抑郁症患者的必经阶段：没有人可以帮助他们，因为他们不认为自己有能力面对生活，一切只会越来越糟糕。

“您愿意让您太太进来跟我们一起讨论吗？”

我当着B.先生的面，把情况和他太太讲明：B.先生目前的状况必须住院治疗。B.太太也认为非常有必要，所以用强硬的口气叫他留在医院里。他摇头拒绝，脸上的表情很痛苦。她看着他，劝他好好考虑住院：

“让，求求你，为了我住院吧。你留在这里，我比较放心。”

他看着她，隐约有些惊奇。从他们的互相注视中，似乎可以看见他们日常生活的互动模式：他们两个人差异如此大，她的活力和乐观，对他来说总是那么新奇、迷人。最后，他同意了。

B.先生最终接受了住院，这才免去了让我神经紧张的两难抉择。很多精神科医生都面对过这样的困境：应该让一个有自杀倾向的患者回家呢？还是应该为了确保他的安全强制他留下尽早开始治疗？强制患者住院，乍听之下好像非常粗暴，也不尊重人权；但有时这是保护患者不伤害自己的最好的方式。大部分抑郁症患者不一定都尝试自杀，但B.先生得的这种抑郁症尝试自杀的概率特别高。我一个人肯定无法说服他住院，还好有他妻子的支持。我再次看到配偶陪伴来就诊的必要性。

我们让B.先生住在护士站对面的单人房里，这样护士们可以注意到他出入的情况。住院医师在他的病例上写着“自杀倾向”，并给出了这种情况下的常规建议：不可以离开住院部，注意患者在医院公共场所的举动，当他一个人在房间里时要经常去看他。

药物治疗的方案也很快就出来了：高剂量的氯丙咪嗪——目前许多抗抑郁药剂中的一种。不幸的是，直到今天我们都还没有研究出效果立竿见影的抗抑郁剂，B.先生要服用氯丙咪嗪十几天——有时甚至需要到三个星期，我们才能看到药物产生的作用。在此期间，为了缓解他的痛苦和焦虑，让他睡得好一些，并打消自杀的念头，他晚上睡觉前还要服用剂量较大的吩噻嗪镇静剂。

B.先生住院的头几天，除到点出来和别的患者一起吃饭之外，几乎都在睡觉；大概是因为前一段日子的抑郁让他很疲惫，另外还有可能是他的身体未适应药物。他说话还是不流畅，但是很努力地回答尝试跟他聊天的护士的问题。我每天都去看他，他的病情几乎没有任何改善。每次我们例行公事一样地对话：聊一聊他前一晚的睡眠状况，他如何度过这一天，他妻子上次来看他的情形；但常规话题一结束，他很快就又谈到自己没有能力面对工作和家庭生活。

直到第十天，我们发现了一点儿小变化，护士们查房时他微笑了，我进去看他时，他开始说一些关于自己的事。

他们家有五兄妹，他是最大的哥哥，经常照顾四个弟弟妹妹。他们的父亲是推销员，在B.先生十三岁时出车祸去世了；而他们的母亲从未真正从这场车祸的悲伤中走出来。所以，作为长子，B.先生必须承担起家长的角色。家庭的重担并没有影响他的学业，他考上了全国排名前几的工程师学校。离家求学之后，他仍和弟弟妹妹保持亲密的关系，直到现在；虽然他们各自都已结婚，有了稳定的工作——他们收入都比B.先生低一些，但他们遇到问题或要做重大决定时还是会找B.先生。他还在工程师学校求学时，遇到了现在的妻子，她是他同级同学的妹妹。一开始因为她家境比他好很多，他不敢追求她。B.先生在工作之余，每周有一个晚上会去一个机构帮忙，给移民家庭的孩子辅导功课。

这次交谈结束后，我在他的病例上写道："注意力变得较集中，讲话迟缓的现象有改善。"可能是抗抑郁剂起作用了。

那天晚上，值夜班的护士去他的房间看他是否已入睡，却发现他醒着，眼神空洞地看着某处。护士试着跟他讲话，但他几乎不回话。他嘟囔着，好像在跟自己对话。护士只听清楚他在说："必须要结束了……"B.先生还重复了好几遍这句话。后来，护士叫他吃医生开的安眠药；B.先生机械地遵从护士的吩咐，脑子里却似乎在想别的事情。护士直到确认他睡着了才离开房间，在他的病例上记下了这件事。

第二天，住院医生见到B.先生，问他前一晚到底发生了什么。B.先生犹豫了很久才解释说：他半夜醒来，觉得按照目前的情形，自杀是唯一的出路。不管他多么努力睁眼直视黑暗，力图摆脱自杀的念头，这想法就是在他脑子里转个不停。没有他的世界会变得更加美好：太太和同事不会再被他欺骗，明明他能力这么差，这么没用，他们却相信他。他死了之后，周围的人就轻松了，他自己也不用再去忍受变得越来越糟糕的生活。住院医生问他，现在还有这么强烈的负面想法吗？B.先生轻声回答，今天早上稍微好一些。但住院医生从他的口气中听得出来，情况并没有好转。显然，抗抑郁剂还没有全面性地发挥作用；还需要再过几天，B.先生才会开始觉得活着也是条出路。而在那天到来之前，我们需要减轻他的痛苦，加强注意他的安全。所以，医生给他开了双倍剂量的镇静剂，并且跟他解释了这么做的必要性；医生还决定让他换到双人房去，那个房间里另外一个人是来医院戒酒瘾的，他很高兴有人做伴。但这个先生很快就失望了，因为接下来一个星期，由于药的剂量增大，B.先生整个星期几乎都在睡觉。

后来我又见了B.太太，她再次帮助我进一步了解了B.先生。她接到B.先生公司经理的电话——B.太太以前请经理来家里吃过几次饭，所以见过几次面——按照经理的说法，所有人都注意到了B.先生情绪低落，但大家没太放在心上，因为他负责的项目进展顺利。但在最近的两次会议上，他除了偶尔嘟囔对这个项目的前景非常悲观，几乎没有说话，这让其他参加会议的人有点震惊。经理非常看重B.先生，他让B.太太放心，他将尽他所能让B.先生顺利复职。

B.先生住院的第二十三天，护士观察到B.先生有所改变：他讲话更流畅，眼神更有自信。在我们每天例行的谈话中，他说自己感觉好一些，他现在甚至可以读报纸了。所以我们逐渐降低了镇静剂的剂量，而抗抑郁剂仍然维持在高剂量。

B.先生的情况越来越好。他话越来越多，食欲也不错，开始思考复职的事。他太太也觉得他心情变好了。而在我们的对话中，他也越来越能敞开心扉。

通过让他描述在工作中遇到的各种状况，我更加了解他的性格，也大概清楚了让他陷入抑郁的诱发事件。B.先生对自己的要求比对别人严格，总是担心自己做得不够多或不够好。近来的升职，对他来说是个考验。以前他在公司是个专家，他知道自己有专业知识，工作能力也够，比较容易让别人对他的工作满意，所以适应专家这个角色对他来说相对轻松很多。但一想到要领导一个多人小组，他就害怕；更何况还要成为昔日同事的领导，这让他浑身不自在。

他的抑郁症开始发作，下面提到的事情是诱因：小组中的一个同事不顾B.先生三番五次的劝说，仍然按照他自己坚持的方向工作，拖延了整个项目的进展。B.先生一想到要斥责这位同事，甚至不得不开除他，就觉得坐立不安。同时，他的睡眠质量下降，导致他注意力涣散，逐渐不敢在会议上讲话了。他还开始觉得愧对妻子，按照B.先生的说法，他的妻子没有意识到嫁给他是犯了多大的错误。接着他就有了自杀的想法。

值得庆幸的是，他的妻子注意到他的不正常，立刻寻医问诊。

后面的几个星期，B.先生负面消极的想法相对少了一些，他的注意力恢复到差不多正常的程度。所以医院允许他在妻子的陪同下离开医院一小段时间。最初他被允许离开一个下午，后来是一整个周末。一切都进展得非常顺利，之后那个星期，他就被允许出院了。

出院后他仍然有点抑郁，一想到回公司上班还是会焦虑。我让他去找我的一个女同事，她在市区开诊所，擅长做抑郁症的认知治疗。根据B.先生过往的经历，我的同事让他意识到，他有一个对自己评价非常苛刻的内在系统。她让他明白，其实还有另外一种评价日常生活中发生的事件的方式，而他的内在系统却总是批评和低估自己。此外，她还和他模拟了几次回公司和同事一起工作的情景。在这些情景模拟中，她扮演了同事的角色，这样可以培养B.先生回去工作的心态，帮助他尽快适应复职。

B.先生在出院一个月之后，去见了经理，经理安排他接手一个过渡性的项目：研究和总结收购在一些领域发展得非常出色的小型企业所能带来的在技术方面的收益。这个职位可以让B.先生发挥他作为专家拥有的丰富知识，而且也不需要立刻承担太重的主管职责。他出色地完成了这项任务。然而，他的工作能力还是没有百分百恢复，比起以前，他没那么活跃了，也更容易累。

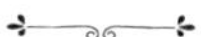

抑郁症在全世界范围内都是危害大众健康的劲敌，它不仅让患者和患者家属痛苦，还消耗许多社会资源。美国一项研究显示，每年抑郁症带来的经济损失为一百六十亿美元[1]，其中有二十亿美元是患者的治疗费用，剩余的部分是患者停工以及最后不幸自杀带来的经济损失。所以为了个体的健康，也为了挽

1　Stoudemire A., Frank N., Hedemark N., Kamlet M., Blazer D., «The Economic Burden of Depression», *General Hospital Psychiatry*, 1986, 8, pp.387–394.

回经济上的损失，治疗抑郁症非常有必要。

B.先生的症状表明他患了严重抑郁症：情绪持续低落，没有精力做任何事，注意力涣散（他没法工作，总是觉得累，经常一动不动，话说得越来越少），早起（比以前醒得早，但事实上总感觉睡得不够），食欲减弱，行动变得迟缓（他说话很慢，几乎不动，任何动作都非常缓慢）。

除此之外，帮助我们确诊的，还有两个非常明显的信号：以前喜欢做的事情现在却觉得索然无味（不再理会他的女儿们，不再打网球）；很深的愧疚感（认为自己是亲人的负担，配不上他们对他的爱）。B.先生一直有上述两种感觉：强烈的无趣感和极深的愧疚感，我们可以确定他得了重度抑郁症，是所有抑郁症中最严重、最危险的一种。

为什么像B.先生这样被同事喜欢、深爱着妻女的社会精英会认为自己是周围人的负担，并打算为此自杀呢？

回答这个问题并不容易。从20世纪初开始，精神病学家、心理学家、生理学家不断地提出一些新理论，试图理解抑郁症。他们每个人的教育背景不同，跟随的导师植根的理论也不同，个人世界观以及从医经历都不相同，他们在从医经历中遇到的患者会让他们认为某一理论更具现实性，故此，每个精神科医生都会有自己侧重的理论。所以，有许多种解释抑郁症形成机制的理论。想象一下，我们现在有几个背景不同的精神科医生或心理医生聚在一起讨论B.先生的案例，每个人轮流解释他发病可能的原因。

首先是精神分析学家的说法。由于他们总是倾向使用晦涩的专业词汇，所以我尝试用更加简单易懂的方式说出他们要表达的内容，但这样做可能会从某种程度简化了精神分析理论。这位专家认为，B.先生之所以会抑郁，是因为他认为自己正在失去某些东西。这样的遗失让他的心理状态退缩到婴儿时期。对B.先生来说，丢失的东西（精神分析学称之为“客体”，大部分时候指一个人或一个形象）可能是他在任何环境下都能高效处理问题的自我形象，这个自我形象是他特别在意的，所以当他开始觉得自己工作的效率没那么高时，自我形象的破坏让他忆起婴儿时期的感受（退缩）。当婴儿与所依恋的某人或某物分离，因感受到分离带来的痛苦，表现出对这个失去“客体”的敌意。婴儿还不能很好地分清自己与外界的界限，总是倾向于认为这个失去的客体就是自己的一部分，因而对这个客体的敌意就转为对自己的敌意。B.先生身上的这种敌意表达出来，就是对自己极端负面的评价和轻生的念头。

很多精神分析著作都指出，抑郁症的病征和失去挚爱的人或喜爱的物品时的表现有许多相似之处。弗洛伊德则把失去至亲时的悲伤和重度抑郁症患者的表现进行类比。英国心理学家鲍比（Bolwby）研究发现婴儿离开母亲时的反应和成人的抑郁症症状很相似。关于抑郁症的精神分析理论非常多，而且这些理论一直在发展和变化。[1]

在这个虚构的对话场景中，我们看到坐在精神分析学家对面的是行为主义心理学家。[2]精神分析学家对B.先生的婴幼儿时期和他的潜意识感兴趣，行为主义心理学家感兴趣的则是B.先生目前所处的环境和他为适应这个环境所做的努力。行为主义心理学家非常强调人类行为中的“强化”概念，我们某一行为的结果会在重复该行为时带来鼓励或修正的作用。正强化鼓励行为者再次重复带来相同后果的行为。举个例子，您拒绝给您的小儿子巧克力饼干，他气得尖叫、跺脚，最后您就让步了，给了您的小天使他喜爱的小点心；那么以后当您再次拒绝给他，他可能就会更频繁、更长时间地尖叫、跺脚。还有另外一个例子：如果您等迟到的人都到齐了才开例行周会，那么这些人可能会越来越习惯迟到，甚至迟到的时间越来越长；因为您等他们的这一行为，强化了他们的迟到行为（除非您在他们到了之后严厉地批评他们）。

仔细想一想，您会发现我们大部分行为习惯都是正强化的结果。比如，“薪水”“社会地位提高”或比较少见的“自我实现的快乐”，这些结果带来正强化作用，让工作这一行为可以持续下去。另一方面，我们的行为也由规避让人不舒服的强化

---

1 Widlocher D., *Les logiques de la dépression*, Paris, Fayard, 1983.

2 Fontaine O., Wilmotte J., «Théories comportementales et cognitives de la dépression», in *Cliniques de thérapies comportementales*, Liège, Pierre Mardaga, 1984, pp.106-109.

结果——即所谓的负强化而来。就算我们的工作不会带来很多正强化的结果，至少可以让我们避免会引起负强化的“物质匮乏”或“孤单”。当然我们可以反驳道，强化作用并不能掌控我们的全部行为，因为我们还需要有产生这一行为的能力。假设有人希望我成为芭蕾舞剧《天鹅湖》的首席舞者，就算他给我巨额报酬，也不足以起到正强化的作用，让我在舞台上表现得体，而且还得花钱，才请得到观众来看我演出！这个例子说明，我们要产生一个行为，这个行为必须已存在于我们的“库存”中，即我们已经从教育或家庭遗传中获得产生这一行为的能力。

行为主义心理学家这样解释B.先生抑郁发作的原因：他现在所处的新环境没有足够的正强化因素让他有动力去做一些事。而B.先生的新环境，自然就是他所领导的项目小组，B.先生不熟悉项目管理，因此他有些笨拙的行为没有带来满足—强化的效果（所谓的满足—强化可能是一起合作的同事们的肯定，或是那些事情给他带来的成就感）。他努力适应这个新角色，但这努力并没有被他所需要的满足感正强化，所以被动行为和对同样情景的规避行为——人努力适应却遇到挫折时的天然反应，就取代了努力的行为。对一个行为主义心理学家来说，B.先生会抑郁，就是没有从所处环境中获取足够的正强化因素。

行为主义心理学的很多理论都是在对老鼠、鸽子或其他动物进行试验后得来的。下文描述的实验，就和B.先生在项目小组中不断努力却得不到好结果的经历相似。实验操作者把老鼠放在一个装满水的水缸正中心，老鼠自然就朝水缸边缘游去(适应行为)，但调皮的研究人员把缸口设计成老鼠无法爬上去或用爪子抓不住的形状，所以我们可怜的小老鼠无论怎样疯狂地努力都无法“着陆”。这样，它的行为没有被应有的“报酬”强化。一段时间之后，老鼠就不再游泳了，漂在水面上一动不动。研究人员把这个反应命名为“绝望的反应”。让人惊奇的是，在一只老鼠进入水缸之前采取预防措施——连续好几周给它吃抗抑郁药剂，这只老鼠进入水缸之后坚持游泳的时间比没有吃药的老鼠要长得多。这个实验也用来测试一种新的抗抑郁药剂是否有效。(通过这个实验，研究人员也发现，在同样环境下长大、受同样训练的老鼠，坚持游泳的时间却各不相同。这种老鼠个体之间的差异让希望尽量得到一致的实验样本的研究人员非常头疼。)

在精神分析学家和行为主义心理学家说完之后，其他的精神科医生和心理学家也说话了：“B.先生的抑郁症应该是他的项目小组中不同因素相互作用导致的。B.先生得了抑郁症，是既要保持他自己惯有的思维运作模式，又要保证小组运转得健康所付出的代价。”这是系统论支持者说的话。系统论者认为个体是系统中的一个元素，这就像若不观察整盘桥牌和所有玩家的出牌过程，我们就无法很好地理解其中一个玩家的行为一样。

“B.先生就像他的母亲一样，应该是遗传了易患抑郁症的一个基因或一组基因。”很显然这是一个基因论者的发言，他们在精神疾病领域中对遗传的影响特别感兴趣，我们在后文会详细讨论。

B.先生的抑郁症是社会地位升迁过快所付出的代价。持这种观点的精神科医生或心理学家对于精神疾病的社会心理研究方式特别感兴趣，这个方式研究疾病发作和发展过程中如何受社会条件和人际关系的影响。

接着，生理心理学家开口了。他非常肯定地说：“B.先生之所以会抑郁，是因为他的神经递质不足，神经递质是在脑细胞中传递神经冲动的必需物质。”生理心理学家用一组投影片解释了他的理论。

第一张投影片上有好几组数据，这些数据显示了从血液或脑脊髓液中提取的某些化学物质含量，其中一组从正常人身上提取，另一组来自抑郁症患者。差异非常明显。我们首先可以注意到，自杀倾向的患者的样本中，由血清素衍生出的一种化学物质含量异常低，血清素就是一种神经递质。还有些研究指出抑郁患者的一些神经递质代谢不正常，例如他们的原生质血浆或尿液中去甲肾上腺素、多巴胺的含量极不正常。

第二张投影片显示的还是数据。这次不再是神经递质的数值，而是激素含量。有些激素测试表明，大多数抑郁症患者身体里氢化可的松（Cortisol，人工合成也是天然存在的糖皮质激素）或甲状腺激素的含量是紊乱的。这些紊乱可追溯到人体的头部，由下丘脑运作不正常引起。下丘脑是位于大脑下方的腺体，接受大脑神经支配，直接控制脑垂体，脑垂体则调节人体全身的内分泌腺。

第三张投影上的内容比较不常见，是人类夜里清醒和睡眠时的脑电图。抑郁症患者比没有抑郁症状的正常人更快进入异相睡眠的第一阶段，异相睡眠对应我们做梦时的睡眠阶段。

接下来的投影是又一系列同一组抑郁症患者在接受了几个月有效的抗抑郁药剂治疗之后的各种数值和脑电图。这些数值和脑电图表明，所有的生理紊乱都消失了，而患者的心情也恢复到了正常状态。

生理心理学家认为，从这些数据和图片中我们可以观察到脑部的生理紊乱和我们的精神状态之间有紧密的关联。而且，只要多喝一点儿酒，我们自己就可以深切感受到大脑生理状态和精神之间的联系。血液里的酒精浓度升高是生理现象，但这一现象会改变我们对自己和周遭人的观感，而这是精神活动。这里要再一次提到个体的差异，每个人的个性不同，酒精让有的人犯困，有的人悲伤，而有的人又正相反，喝多了就处于不可思议的兴奋状态："……我们主动拥抱所有向我们微笑的人，感到身边所有人都是自己的兄弟……"缪塞（Musset）在《一个世纪儿的忏悔》中这样写道。小说一开始，叙述者在与心爱的女人和几个朋友一起愉快地吃着晚餐，他品尝着这个时刻的幸福，直到他的叉子掉在了地上。他弯腰去捡叉子，看见爱人正用小腿亲密地摩挲着他最好朋友的小腿。这件事让他陷入深深的忧郁，而小说后面两百页都在描述他的忧郁。

而关于精神和生理之间的关系，生理心理学家放映了他的最后一张投影片：一张信息化了的彩色大脑剖面图；根据图上差不多还算清晰的颜色，可以看出有些区域似乎相对活跃一些。这其实是正电子脑部断层扫描后获得的图片（或称为PET scan）。正电子脑部断层扫描仪有点类似X射线断层扫描机，通过扫描得到脑部的断层图，但它多出一项功能，就是可以做出该断面不同区域的新陈代谢活动图和大脑组织的血流量图。所以最后出来的图像是大脑的新陈代谢图，图像确实标出了某一种化学物质在扫描区域新陈代谢作用的强烈程度：有些比较活跃，有一些比较沉寂。

多亏了这部仪器，我们可以研究大脑在活动时的状态，例如我们可以请被研究对象进行心算或回想一场贝多芬的音乐会。根据他们进行数字乘法运算或忆起一段旋律时消耗的葡萄糖，屏幕上会亮出大脑工作时的不同区域。不同的精神活动会让大脑的不同区域运转起来，而正电子脑部断层扫描几乎就是把我们的“精神”生动地呈现了出来。[1]当人抑郁时，正电子脑部断层扫描显示大脑某些区域（额叶区，基底核）的新陈代

1 Volkow N. D., Tancredi L. R., «Biological correlates of mental activity studied with PET», *American Journal of Psychiatry*, 1991, 148, 4, pp.439-443.

谢作用降低，左额叶区似乎特别受干扰。[1]这与神经科医生观察到的现象是一致的：左额叶区发生脑中风的患者比病灶在右额叶区的脑中风患者更容易陷入抑郁。

所有人都对B.先生抑郁发作的病因有不同的解释，那到底该怎样结束这场会议呢？几年前，精神病医疗界还仿佛是个充满意识形态争辩的剧场。上文提到的这些理论支持者都宣称唯有自己的理论才可以帮助人们真正理解类似于B.先生这样的抑郁症患者的发病原因。但近年来，越来越多的实例证明和研究的进步，使得这种充满火药味的争辩越来越少了。今天，很多理论往往被认为是一些假设，而大家也都认同抑郁症非常复杂，有好几种心理机制、生理原因还有环境因素交互影响着抑郁症的发作。不再有一种理论胆敢装作唯有它可以解释某种抑郁症或好几种抑郁症的形成机制，而精神科医生也变得比较务实了。现在的研究人员专注的是如何根据一些标准给抑郁症分类，希望通过分类更明白病症发作的机制，这样就可以预测哪种治疗方法最适合该种抑郁症。B.先生很明显得的是重度抑郁症，除了重度抑郁症，还有其他类型的抑郁症。心理医生或精神科大夫在观察、询问患者及其家人时会得到一些信息：症状持续的时间、强烈程度，焦虑的严重性，睡眠和食欲受影响的

---

1 Martinot J.-L., «Dépression et nouvelles techniques d'imageries cérébrales», *La Dépression*, études sous la direction de A. Féline, P. Hardy, M. de Bonis, Paris, Masson, 1991.

程度，是否有其他疾病；我们可以使用问卷和评估量表对这些临床表现的症状进行衡量和分类。

在对抑郁症诊断之前，医生还必须清楚患者过去是否有过特别欣喜、乐观的时期——在这段时期内患者很有可能精力充沛得令周围人惊讶。这样的时期，精神科医生称之为躁狂发作或轻度躁狂发作，从某种程度上来看是抑郁发作的反面。我们在上一章中已经谈过这个问题了。

抑郁发作的患者以前若有躁狂发作或轻度躁狂发作，这样的病我们称为双相情感障碍，因为患者有两个极端的情绪问题：抑郁情绪和躁狂情绪。很多研究都显示，双相情感障碍患者的抑郁发作时，服用抗抑郁剂的效果比其他类型抑郁症患者好，双相情感障碍有较强烈的遗传倾向，而且自杀率较高。为了预防病情复发，我们给这种患者开锂盐药物，或前文已经提过的其他情绪调节药物。

B.先生从未有过躁狂发作或轻度躁狂发作，所以他的病是单相的重度抑郁症。他身上的四个症状，让我们可以预知抗抑郁剂非常有可能治愈B.先生。四个症状为：失眠却早起，早上心情变得很差，动作迟缓，食欲下降。[1]利用那些生理检查的数据，我们有可能预测哪种抗抑郁药剂对他最有效吗？不幸的是，还不行。目前，研究人员还没有研发出简单易操作的生理

1　Joyce P. R., Parkeyl E. S., «Predictors of drug response in depression», *Archives of General Psychiatry*, 1989, 46, pp.89–99.

测试，好让医生作为依据来判断哪一种抗抑郁剂对某一患者最有效。这样的不确定性对患者和医生来说是一种折磨，因为目前已有的抗抑郁药物一共有三十多种，适合某一患者的可能就那么几种，而且患者得服用好几个星期才能知道药效如何。若这款药物无效，医生得开另一种药，还得再等两到四个星期才会知道这种药是否合适。试药的过程中，患者继续承受着痛苦，医生继续担心着患者，患者家属则开始怀疑医生是否有相关的治病能力，同时开始怀疑所有药物的有效性。

我们可以用不同的因素解释一种抑郁症的发作，现简单分类如下：内源性因素（基因遗传、早期的教育经历、个性特征），保护性因素（家庭环境、社交关系、沟通能力、休闲项目），外源性因素（丧事、失去一段关系或珍贵的物件、整体环境贫乏、生理疾病、过度的压力）。一个患者可能本身或多或少就有抑郁的内源性因素，再加上外源性因素和保护性因素的共同作用，产生了最后的结果：抑郁发作或仅仅就是度过一段情绪比较低落的时期。每种抑郁症都是由不同因素调和而成的“鸡尾酒”，每个人都有自己的个体性，所处的情况又不尽相同，因此所有因素所占的比例变化可以很大。

引起B.先生发病的内源性因素是什么呢？没有专门研究过抑郁症的人谈起这个病的时候，经常会说抑郁症与一个人的个性有关，有某种个性的人更容易得抑郁症。我们怎么描述B.先生的个性呢？我们注意到B.先生有完美主义和利他主义的倾向，他做事一丝不苟，有强烈的责任感。这种个性被德国精神科专家特伦巴赫（Tellenbach）命名为抑郁型。他用严谨的科学态度观察了上百个得了严重抑郁症后被治愈的患者，发现他们有某些相同的个性特征。他称这些特征为抑郁型。[1]自特伦巴赫起，许多学者都致力于这方面的研究。不是所有有完美主义和利他主义的人都会得抑郁症，有些研究反而发现具有和这种个性截然相反的一些人格特征的人也易得抑郁症。[2]另有一些研究表明有些个性可以通过遗传获得，而一些细心的家长应该早已发现了这点。

内源性因素也可以是生理性的：在一定的压力下，某些人大脑“失序”的风险比另一些人高，因而导致抑郁发作。这种高风险有一部分可能是遗传，就像人的身高和眼睛的颜色一样。上文虚拟的会诊中有一位精神科基因学专家，他会告诉我们：对家族的研究发现抑郁症患者，尤其是重度抑郁症或双相情感障碍患者，其子女得抑郁症的概率会增加，大约50%的双相情感障碍患者，其父母至少有一方得过抑郁症。[3]目前有许多科学家着重研究抑郁症的基因“标记”，试图找出哪个或哪些基因造成抑郁症的遗传风险变高。我们却很难对现有的研究

---

1 Tellenbach H., *La Mélancolie*, trad., Paris, PUF, 1979.

2 Boyce P., Parker G., Barnette Br., Cooney M., Smith M., «Personality as a vulnerability factor to depression», *British Journal of Psychiatry*, 1991, 159, pp.106–114.

3 Winokur G., Isvang M. T., Crowe R. R., «The Iowa 500 : affectives disorders in relatives of manic and depressed patients», *American Journal of Psychiatry*, 1987, 139, pp.209–219.

结果进行归纳总结，不同的研究者找到的基因并不相同，也可能因为不同类型的抑郁症基因遗传方式是不同的，所以他们的研究结果截然不同。所有抑郁症基因遗传研究中，最著名的一个是在美国阿米什社区（communauté Amish）进行的，阿米什人世世代代住在这个社区里，并只与自己社群的人通婚。

至于B.先生，他的母亲虽然从未咨询过精神科医生，但她在丈夫去世之后应该很多年都受抑郁症的困扰，一直没有工作，也没有在家里担任起正常的角色。所以有可能这个家庭有抑郁症的遗传基因，一部分就在B.先生身上表现出来了。

但内在因素不是抑郁发作的全部原因。童年时遭遇重大情感创伤，也会增加抑郁发作的风险。英国一个研究指出，十一岁之前丧母的孩子成年后得抑郁症的概率比其他人高出一点点。[1]B.先生十三岁时，父亲去世了，而他与父亲的感情很深。按照上文的分类方式，这是内源性因素；但这再一次说明，严格区分心理因素和生理因素只不过是流于表面的一种做法，因为心理现象会被生理因素影响，而生理现象也可以由心理因素来解释。

再来看抑制B.先生抑郁发作的保护性因素：他的家庭环境安稳、温暖，同事们都很欣赏他。单身者得抑郁症的比例比已婚者高。英国的一些研究证明，容易向周围人吐露心事的人较

1　Brown G. W., Harris J. O., Copeland J. R., «Depression and loss», *British Journal of Psychiatry*, 1977, 130, pp.1–18.

不容易得抑郁症。[1]这里列出来的B.先生的防护性因素并不足以让他免去抑郁发作，因为他不是个容易向人吐露心声的人，相对就不容易得到来自他人的安慰。

导致B.先生抑郁发作的外源性因素，最明显的应该就是B.先生被提升为项目负责人，不得不担起领导小组的责任，其中包括解雇小组成员的职责，而这个职责与他个人内心深处持守的利他主义产生了冲突。而且，他用完美主义面对自己和这个世界，所以特别无法忍受自己或他人所做的事情没有达到应有的水平。

不管导致抑郁发作的外源性因素有哪些，总之这些因素导致大脑在几个月内被扰乱，最终产生生理机能障碍。抗抑郁剂治疗的就是这种生理化学上的机能障碍，进而改善患者的心情、专注力、体能，以及处理棘手问题的能力。

然而，根据被治愈的抑郁症患者的生理研究，就算患者在治疗后表面上似乎恢复了正常状态，在这之后的几个月里，大脑的新陈代谢仍处于被扰乱的状态。因此在病症改善之后六个月甚至一年的时间内，患者仍需要继续服用抗抑郁剂。有些患者吃抗抑郁剂常常伴有强烈的不良反应，所以症状改善的时候就很难再坚持继续吃药。这时，医生需要跟患者好好解释，告

1 Brugha T., Conroy R., Walsh N. et coll., «Social networks, attachments and support in minor affective disorders. A replicaiton», *British Journal of Psychiatry,* 1982, 141, pp.249–255.

知过早停药会增加抑郁症复发的风险。

此外，服用抗抑郁剂效果不管多么好，同时进行心理治疗也很有必要。心理治疗的类型很多，我们要根据患者的特征选择适合他的治疗类型，另外也要看在患者住家附近可以马上约到的心理医生专长是什么。我们回到B.先生的病例中，考虑到他的个性，对科学方法的天然喜好，以及为了回到工作岗位而需要尽快看到治疗的效果，综合考虑后我们认为最合适的就是行为认知疗法。

抑郁症患者总是用负面的态度处理所获得的信息，倾向自我苛责，行为认知疗法的核心就是改变患者的这种认知倾向。[1]患者总是用最悲观、对他最不利的方式解读发生的状况。举一个大家经常提的例子：抑郁症患者在走廊里碰到一个同事，这个同事没有跟他打招呼，他就会认为同事不喜欢他。这种出于本能的思考模式被美国心理学家贝克（A. T. Beck）——认知疗法的创始人之一，称为“自动化思维”。[2]行为认知心理医生利用患者的经历，帮助患者试想同一场景是否有别的诠释的可能性，以此脱离负面的自动化思维。比如上述例子中，医生引导患者想象是否有别的可能：（1）这个同事没看见我；（2）他着急走；（3）他在想别的事；（4）他本来就不太习惯跟偶遇的人打招呼；（5）我吓到他了。医生不会直接告诉患者有这些可能

1 Blackburn I. M., Cottraux J., *Thérapie cognitive de la dépression*, Paris, Masson, 1988.

2 Beck A. T., «Cognitive therapy for depression», *Guilford Press*, New York, 1978.

性，而是引导他自己去想象。这样慢慢地，患者就不再觉得自己的自动化思维对状况的负面诠释是绝对的，而是所有可能性中的一种。医生接着就请患者去证实上述那些假设是不是真的。比如，患者可以观察那个同事和别人的互动；想一想自己过去与这位同事相处的经历；可以问一问其他人关于这个同事的情况；最后一步，患者自己主动和这个同事说话，或在下一次遇到他时主动跟他打招呼。

患者也要学习用比较正面的态度处理遇到的情况，不再完全相信自己负面的第一反应。当然，我们也不能完全排除，负面的第一反应有可能是事实：他的同事就是不喜欢他。这时，治疗师就要帮助他明白，被人讨厌，不一定要抑郁，真正让他抑郁的是他把这件事看得太重要。其他人处于相同情况下，可能会发火或感到难过，但不会有引起抑郁的强烈自责。“并不是事件本身影响一个人，而是人们对此的想法影响一个人。”伊壁鸠鲁如是说。我们的抑郁症患者会无法忍受同事对他的漠视，是因为他对世界和对自己坚持着自成一套的认知，而同事的漠视与他的认知发生了冲突。患者对世界和自己的认知，贝克称之为“图式”，是无意识的，就好像我们戴了一副隐形的有色眼镜看这个世界。一旦让患者意识到这副有色眼镜的存在，就可以表达出来，以更新自己的“个人格言”，我们称之为“内在独白”。还是举上述的例子，我们的患者被漠视他的同事影响，很可能他有这样的内在独白：“所有我在意的人都必须爱我，否则我就毫无价值”“我所做的一切都必须成功，否则我就价值寥寥”“我的价值取决于别人的评价”。在我们的潜意识中，我们都有这种类型的内在独白。这些独白决定了我们如何看待自己、别人，决定了我们在日常生活中的行为。它们由我们的婴幼儿时期、童年时期的经历累积而来，并被我们所受的教育影响，它们是正常的心理现象，影响着我们的世界观。抑郁症患者的内在独白，似乎特别严厉、苛刻。

心理医生的任务就是鼓励患者曝光他个人的内在独白，并让他自己意识到这些独白在抑郁发作的外源性事件中起什么作用。这一步之后，医生带领患者去思考这些独白是否合理，患者是否需要重新建立一套更合适的看待自己和世界的价值观。当B.先生在治疗师的帮助下，学会选择不再听从本能的悲观论调，不再把周围人的评价当作自己行事的原则，不再那么看重成功或失败，这样，在面对未来令他有压力的情况时，他就会有更健康的心态，抑郁复发的概率就会降低。这是认知疗法的预防作用。

许多研究比较了单相重度抑郁症在治疗过程中使用认知疗法和抗抑郁剂的效果差异。[1]研究结果比较复杂，其中有十几个研究是不同作者对结果进行的对比研究，他们一致得出这样

1 Elkin I., Shea M. T., Watkins J. T., National Institute of Mental Health of Depression collaborative research program, «General effectiveness of treatments», *Archives General Psychiatry*, 1989, 46, pp.971-983.

的结论：使用认知疗法治愈患者的概率和单单服用抗抑郁药剂进行治疗的成功概率相仿。当然，确实有些患者更适于某一种治疗方法。目前的研究正致力于发现患者的哪些特征决定采用哪种治疗方案（心理治疗，抗抑郁剂治疗或二者同时进行）更有效。[1]

然而，要进行心理治疗评估的研究是非常困难的：首先必须找到一组得同样心理疾病的患者，人数还得足够多以保证样本量；其次要确认他们接受的是同一种治疗，同时又有另一组得同样疾病的患者接受另一种治疗方案或服用某种安慰剂；为了确保评估结果的可信度，评估人员本身不能知道哪些人接受了哪种治疗（盲评），整个评估过程还得满足其他一些评估方法和统计学上的要求，这样得出的结论才可信。

所有这些研究的目的不是为了凸显某一种治疗方式比其他的更好，而是找出哪一种治疗方式最适合哪种特定类型的患者，同时要考虑到患者的个性、疾病发作特征和发作时期。[2]根据患者本身的特质，每种治疗方式都有其优势和劣势，越来越多的研究者倾向列出对比表格说明情况，这样患者的特征、

1 Sostky S. M., Glass D. R., Shea M. T., Pilkonis T. A., «Patient predictors or response to psychotherapy and pharmacotherapy findings in the NIMH collaborative research program», *American Journal of Psychiatry,* 1991, 148, 8, pp.997–1008.

2 Gérin P., *L'Évaluation des psychothérapies*, PUF, 1984.

病情和治疗方法的局限性及长处都一目了然[1]，可以帮我们很轻松地进行对比研究，而一争高下的意识形态的辩论在这方面不能帮上任何忙。在生理疾病的治疗上，没有人会同意因为药商嘴上说哪种药最好而使用该种药，我们总是在对比测试后获知该药的有效性，才决定使用哪种药进行治疗。那为什么治疗精神疾病的药物不需要这样做呢?

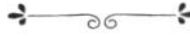

后来，B.先生继续吃抗抑郁剂，也定期去看心理医生。出院六个月后，他觉得自己几乎已经完全正常，也已经做好准备担任项目小组的负责人了。但他认为原来的公司太多人知道他生病的事，要回去负责项目小组有些尴尬，所以去找了别的工作，也确实找到了，此后他的职业生涯回到了正轨。慢慢地，他的心理不再那么脆弱，也不再一直想着抑郁症复发的事。为了让自己的思想观念可以与比较中立的观念进行碰撞，他一个月去见一次心理医生。从第六个月开始，我们就慢慢减少了抗抑郁剂的药量。他的病情持续好转，治疗进行了一年之后，我们对B.先生停用了所有的药物。现在B.先生知道了抑郁发作的一切征兆，也明白要及时就医。另外，认知治疗让

1 Karasu T. B., «Toward a clinical model of psychotherapy for depression : a systematic comparision of three psychotherapies», *American Journal of Psychiatry*, 1990, 147, 2, pp. 133-146.

他不再那么严苛地进行自我评价，这减少了他给自己的压力。当然，就像所有被治愈的抑郁症患者一样，复发的风险是一直存在的，但至少，他现在已经比以前拥有更多的武器去对抗这个敌人了。

为了确认他停药后的状态，我最后再见了他一面。经历了这么多，他还是保持着一个有责任感的男人特有的严肃表情，但比之前多了一些幽默感。当时他坐在我对面，我正在找他的病例，找了半天也没有找到，我说可能把他的材料弄丢了。他微笑着说："您可不要为此太自责呀。"

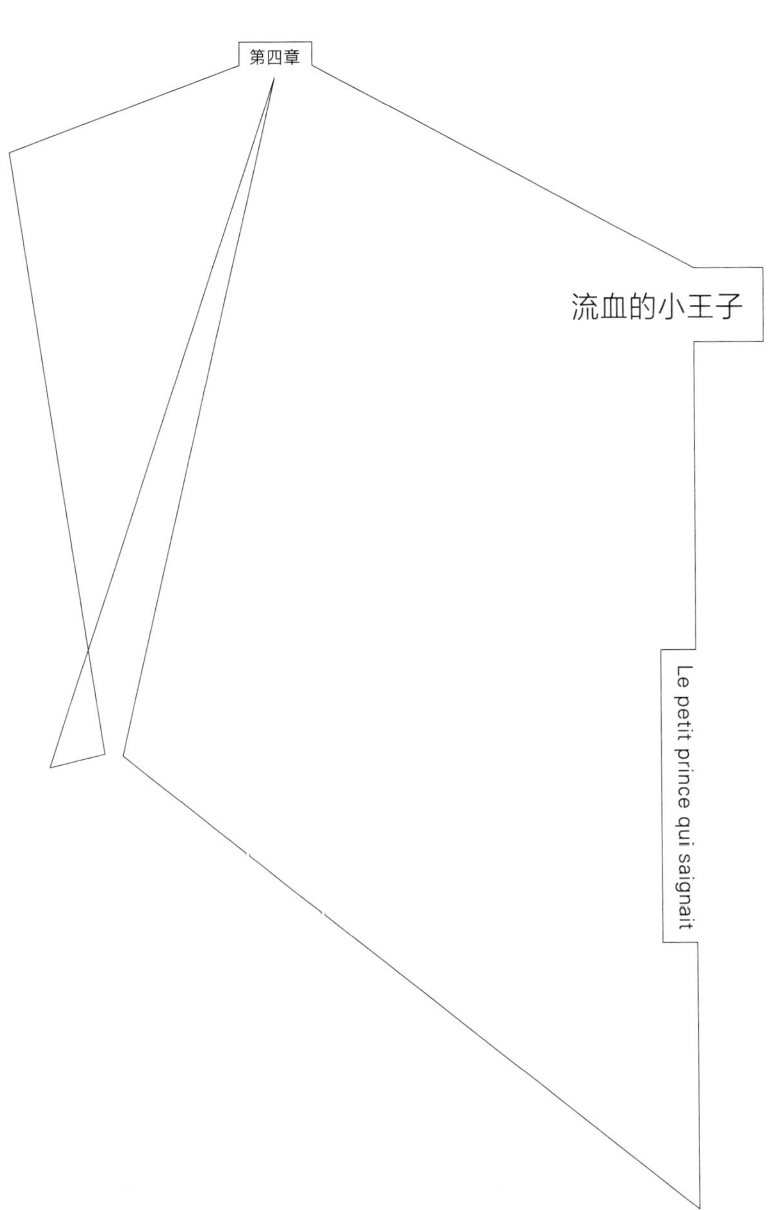

第四章

流血的小王子

Le petit prince qui saignait

五岁的小吕克几乎不开口说话了，家里的兄弟姐妹没有谁像他这样。他可以很长时间坐着摆弄一段线头，或一言不发地望着窗外发呆。他不再跟哥哥们玩耍。他们叫他一起去院子里玩，他会非常生气地转身不理他们，自己跑去小角落里待着。学校的老师抱怨他在课堂上自顾自仰面朝天地躺在地上，老师说的话他好像完全没在听，老师责备他，他也一样心不在焉。课间休息时，他离其他孩子远远的，独自一人去看经过村庄的废弃轨道；他站在那里，看着不再有火车经过的、生锈的铁轨，直到老师来找他，把他带回课堂。老师也无法确认他是否能专心阅读，认为他应该转校。一回到家，他就躲到客厅的沙发后面——他似乎特别喜欢这个地方，坐在那里不停地翻着书页。他翻来翻去就是这三本书：《小乌龟蕾雅》（*Léa, la petite tortue*），一本讲述小乌龟穿越大海的绘本；《在河里钓鱼手册》

(*Manuel du pêcheur en rivière*)，这是本很旧的书，原本属于他爷爷，里面有好多鱼的版画翻印图；还有一本《家里的东西》(*Les Objets de la maison*)，这是给三岁孩子看的绘本，里面有些画被他妹妹涂了颜色。一天，她妹妹又拿了这本书，给另外一张图上了色。吕克发现之后像发了疯一样地把书往墙上砸。他经常生气，而大部分时候父母都无法理解他生气的原因。

“以前他真的好乖。”妈妈一边说，一边抹着眼泪。T.先生和T.太太坐在儿童精神科医生安妮·J.的办公室里。当时我正在这家医院的儿童精神科当为期六个月的住院医生。“我们已经看过很多医生了，但情况并没有好转。”

“我妻子的意思不是说医生不好，我们知道他们也尽力了，但可能我们孩子的病很难治。”

“他不再跟我说话了，也不再看我。我抱着他的时候，他也不看我。我的孩子啊……”

有时候，我们必须见证这种令人痛苦的场面，痛苦到似乎我们自己对世界的观感都变糟了。我想，在医院里，尤其在儿科和儿童精神科，听到小病号的父母讲述孩子们的病史，对医生来说是刻骨铭心的经历。他们遭受的痛苦让我们清晰地意识到，确实存在着另一个与我们的日常相去甚远的世界。我们习惯于自己每天所做的事，可那些痛苦就发生在我们的周围，虽然我们可以轻易忘记或忽视、尽量避免它们——只要我们自己没有置身于这些痛苦之中。而与患者面对面，我们会清晰地感受到这些痛苦。

“医生，还有让我更不安的事，”T.先生接着说道，“他几乎不吃东西了，他的发育也停止了。他还自己伤害自己……”

“小王子”，这是我第一次见到小吕克时首先浮现脑海的形容词。就像圣-埃克苏佩里笔下的人物一样，他仿佛去过别的星球，暗淡的大眼睛里还萦绕着它们的影子。他经常停在一件在我们看来毫无意义的东西面前，盘子、玩具熊、门把手，并且长时间地观察它们，似乎这些东西引发了他在别的星球的记忆，在那里，这些东西有着地球上没有的意义。他对物件的兴趣，远远超过对人的兴趣。他似乎总在逃避些什么，要对上他的眼神非常困难；即使我们偶尔和他眼对眼，他眼神中的空洞、紧张、茫然也令人非常震惊，好像我们微不足道得像一件家具或一扇门，而他只是为了避免撞到我们这些“物品”而看一眼。

他很像小王子，但是他不会叫我们画羊，或许他对羊并不感兴趣。事实上，他不会叫任何人为他做什么。六个月以来，他几乎没说过任何话，除了在吃饭的时候，他会喊“吃”，有时听音乐他会喃喃地说着“歌，吕克要听歌”。

如果我们试着用玩具吸引他的注意力，他偶尔会有兴趣过来拿，但大多数时候他的目光会停留在我们刚才坐的椅子上，或是我们迎着光向他走去时在墙上留下的影子。最后我们手里拿着毫无用处的玩具站在那里，就像一个不小心犯了礼节上的错误的外交使节，手里拿着献给某个国家刚登基的年幼君主的外交礼物，眼睁睁看着小陛下一声不吭地转身过去不再搭理自己。

大家帮吕克洗澡穿衣服的时候，他的眼睛空洞茫然地盯着某处，麻木地任凭别人帮他擦身体，套上衣服。

护士跟我们说，他住院后的第三顿午餐，又是以流血结束的。

“血？”

“是啊，他每吞下一口饭菜时，都要伤害自己。”

“伤害自己？”

“是的。他用手肘用力地击打桌子，或者是用脑袋去撞墙，直到出血为止。上次的伤口还缝了两针。”

“试过让他自己一个人吃饭吗？”

“他可以喝点奶，但还是不吃东西。”

“他的体重呢？”

“没有变轻，但也没有变重。他只有十五千克左右，而且发育显然已经停滞了。”

“他在家里时也这样吗？”

“对，一样的反应。他伤害自己，他父母因为这个才带他来这里的，他们实在看不下去了。”

吕克的妹妹和两个哥哥身体、心理都很健康。他妹妹三岁了，就是喜欢给《家里的东西》上色的小女孩；两个哥哥分别是八岁和九岁，自从吕克拒绝和他们玩之后，他们越来越灰心，也不想找他玩了。吕克的爸爸是某个大卖场的监工，妈妈曾经在市政府工作，但生了小妹妹之后就辞职了，专职在家照顾孩子。

吕克出生时，除了哭得稍微有点晚，其他一切都正常。他出生后的前几个月，是个非常安静的婴儿，几乎不哭，也不太笑，睡觉很多。晚上睡眠时间都正常，胃口非常不错。T.太太当时非常庆幸自己的宝宝这么乖巧懂事，因为她另外两个儿子在吕克那么大时非常折腾人。吕克满一岁之后，父母开始有点担心，因为吕克不再笑，也不努力学走路。每当妈妈来给他换尿布或喂他吃东西，他不是笑着迎接妈妈的，有时甚至看都不看她。当时他们去看的医生说吕克发育“稍微有点迟缓”；他们也做了很多生理指标性的检查，一切都正常；所以医生让父母不要担心。而且同时，他的情况好像慢慢在好转，他开始走路，也开始说点话了，但妈妈还是觉得吕克有些“不一样”。

到两三岁的时候，吕克在语言和走路方面还是落后于正常水平，所以父母找了一个精神运动训练师帮助他。当时吕克的儿科医生再次确诊他只是“稍微有点迟缓”，并让父母安心。T.太太仍然觉得小儿子不太一样，不像别的孩子那样感情丰富。她注意到他总爱自己躲起来，也不太愿意跟两个哥哥一起玩。但妹妹出生后，吕克好像也有了个新的开始。他话说得多了一些，对周围发生的事开始表现出一点儿兴趣。

四岁时吕克进了托儿所，保育员发现他总是自己一个人玩，对人不感兴趣。那时，吕克开始被带去看心理医生，医生让他画画，并试图用橡皮泥来跟他沟通。他还是说话很少，偶尔可以说出一整句话，但会把主语搞错，把“你”当作“我”来用，比如他明明要说“我想要铅笔”，却会说成“你想要铅笔”。

后来吕克进了幼儿园，也适应得非常困难。他养成了在课堂上躺在地上的习惯，完全不顾老师说什么。他很不合群，但偶尔还是会跟哥哥们一起玩。后来他变得容易暴怒，尤其在家里发生些小变化时情绪很激动，比如家具挪了位置，买了新的餐盘，等等。后来，他开始拒绝吃东西，在吃饭的时候自我伤害，所以他们的家庭医生建议父母带他去看专科医生。

后来，精神科医生安妮和护士塞西尔带着吕克来找我，这是我第一次见吕克。塞西尔在他入院后一直照顾他，她牵着吕克的手走进我的办公室。他停住，站在办公室中央，看着我们。他非常瘦小，没有血色的脸上有些瘀青，像个被虐待的孩子；他的一个鼻孔里还有凝固的鼻血，通过他的金色头发能看到额头上也有血迹，伤口还被缝了几针。他大概看了我们一秒不到的时间，就甩开塞西尔的手，直接跑到墙边，对着墙壁坐在了地上。他盯着地面看，同时前后摇晃着。

“吕克，来这里好吗？”

他站了起来，朝窗户走去，久久地盯着外面看。那时是冬天，法国梧桐的树叶都掉光了，只剩下光秃秃的树干。吕克闭上眼睛，站着一动不动。然后脸靠近窗户，仍然闭着眼睛，用前额顶在窗户上。

“吕克！”

他睁开眼睛，走回到塞西尔身边，牵住她的手，但完全没有看她。

她摸了摸他的脸颊，他没有反抗，眼睛依然是茫然无光的。

“吕克，来这里好吗？”

塞西尔把吕克领到我们旁边。我们对看了一下，他马上就甩开塞西尔的手，转身走回到窗户那边，再次把眼睛闭起来。

我们试了几次之后，塞西尔摸着他的脸颊，终于让他坐在了她的身边。吕克看上去非常悲伤，苍白的脸上有许多伤痕，眼神空洞。安妮给了他一只红色塑料鸭，他拿过去用鼻子闻了闻就丢在了地上；同时，他用下巴激烈地去摩擦自己的肩膀。

“吕克，停下来！”

吕克停下不动了。他下巴的皮肤已经擦伤了，看起来他已经做过好几次这样的动作了。

过了一会儿正好是吃饭时间，我们就让他用餐。吕克坐在桌子旁边，看上去稍微高兴一些，在椅子上动来动去，并哼着歌“吃饭咯，吃饭咯”或“吕克，停下来”。他关注地看着塞西尔，她正给他端着餐盘过来。

“我让他自己吃吗？”塞西尔问道。

“是的，暂时先让他自己吃。”

她把餐盘放在了吕克的前面。他拿起勺子，有点粗暴地把勺子放入汤中，再把勺子放入嘴中。他吞下汤，马上开始用下巴磨蹭肩膀。

“吕克，停下来！”

吕克停了下来，抓住塞西尔的手。他把勺子丢得远远的，我给了他另外一把勺子。他看都没看我，抓住勺子，但同时也没有放开塞西尔的手。他又舀了一勺汤，吞下去，再一次用下巴磨蹭肩膀。这次，塞西尔把手放在他的肩上阻止他这样做。吕克顿时横眉怒目，把餐盘推得远远的，粗暴地用前臂摩擦着桌子的边缘。

我们做了其他的尝试，最后结果都是这样。他每喝一口汤，都要用下巴去摩擦肩膀的方式自我伤害；如果我们阻止，他就用前臂摩擦桌子边缘，或用头撞桌子。

后来他开始流鼻血，我们就不再让他继续吃饭了。

这次见面，加上塞西尔的描述，我们对吕克的行为有了全面的了解。目前最紧急的就是要让他正常进食，不能让他再这样继续自我伤害，还吃得那么少。

这个病例发生的时间是在20世纪70年代。当时我实习的科室对行为疗法很感兴趣，所以我们打算用这种类型的疗法改善吕克的行为。开始治疗之前，我们得对观察到的吕克的行为进行功能分析，就是记录下吕克的适应性行为和非适应性行为，再来看看可以加强或减弱哪些行为。

吕克有许多行为缺陷。最明显的就是沟通障碍，他几乎不讲话；就算讲话，也不像其他孩子那样为了沟通而讲话。他想要某一样东西或点心时会讲话，但常常把人称代词搞错——“你要糖”，他说的同时会把手伸向糖果。他想要喜欢的玩具时，也会说话。但除了极少几个“有用处”的要求，他几乎没有跟人沟通的欲望。他与别的孩子保持距离，不回答成人的问题。总体上而言，他几乎不看成人或孩子的脸，即便在他讲话的时候。他经常注意不到有人向他伸出手或张开双臂要拥抱他。

吕克对一些物品也有特殊的行为。比如他拿到那只塑料鸭，他会先闻一闻，摸一摸，好像对做成这个玩具的材料很感兴趣，而不是像别的孩子那样去玩这只塑料鸭。

还有他父母给他带到医院三本书，但他也不像别的孩子那样看书。他不仅对书里的图案感兴趣，似乎还特别在意这几本书的触感。他经常有节奏地翻书页，特别喜欢去抚摸封面，闻装订的书脊。

此外，吕克还有很严重的非适应性行为。他经常远离群体，独自一个人坐在场地的某处摇晃起来，吃饭的时候自我伤害。

但如果仔细观察，我们能看到吕克也有适应性行为。他时不时会看一下别人的脸，好像第一次看到一样；塞西尔向他伸出手来时，他会握住她的手；他允许塞西尔摸他的脸颊，甚至似乎有点享受这个动作；他可以使用汤勺把食物送到嘴巴里；他对“吕克，停下来”这句话是有反应的，尽管有时他停下来是为做出更反常的动作。虽然吕克现在几乎不讲话了，但他几个月前比现在说的多很多，所以我们可以期待他重新做自己曾经有过的行为。当然，这些适应性行为在吕克身上非常少，而且短暂易逝；比起为数众多、程度严重的缺陷行为，它们看上去确实微不足道，但聊胜于无，这些行为能够成为治疗的基础。

我们决定从吃饭开始治疗。因为改善吃饭的情况，目前对吕克来说是当务之急。

用行为学的专用语来说，我们当下的目标是减少吕克的自我伤害行为，保持或增加他的适应性行为。他在吃饭的事上，出现适应性行为如下：从物品方面来说，他会尝试吃东西，并且正常地使用汤勺；从人的方面来看，他会握住塞西尔的手，偶尔会看看她，有时试图引起她的注意。观察他的时候，我们意识到什么是可以使用的“强化”工具——吕克自愿寻找的物品或可以接受的行为，我们用这些来加强他的适应性行为。“强化”在某种程度上是“补偿”的近义词，虽然这两个概念有差别，但概念的区分就留给专家吧。我们可以用食物、抚摸脸颊、吕克最喜欢的书当作强化的工具，这工具有些“原始”，但其实我们也没有更多选择，因为他把自己关在与我们这个世界几乎没什么联系的空间里。原则上，行为治疗总是从患者本身有些反应的行为开始，之后再慢慢加入比较接近“正常人”、难度更高一些的行为，比如说跟别人有好的沟通。我们得从最简单的入手，把目标定在他的身体重新开始发育、不再自残开始。

吕克的下一顿饭，我们考虑了很多种可能性之后决定这样安排：塞西尔坐在吕克对面，握住他的左手；吕克坐在我腿上，我唯一的任务就是在他尝试自我伤害时尽量控制他使用的力度。他一旦伤害自己，塞西尔就把他面前的餐盘拿开，但这个过程中塞西尔要一直握着吕克的手，除非他自己把手抽走。吕克已经饱尝了疼痛的滋味，我们不能再使用惩罚来控制他的自残行为，所以要拿走对他来说具有正强化作用的餐盘；这个动作比较容易实现，重复起来也不难，而且可以立刻减少我们在吕克身上不愿意看到的行为缺陷。

再者，减缓他的自残行为是非常紧急的，但我们不是完全禁止他，而是让他学着把自我伤害的行为和餐盘被拿走这件事联系起来。为了保证他能够顺畅地意识到这一点，减缓他自我伤害的人和控制强化作用的人不能是同一个人。这就是为什么让吕克坐在我腿上，几乎看不到我的脸；而塞西尔坐在他对面，让他可以看得到她；塞西尔握住他的手，跟他讲话，并控制着餐盘。

吕克对食物有反应，所以对餐盘的挪动也是有感觉的。我们的目标是让他最终对别人的话语和面部表情有反应。因此，塞西尔把餐盘挪开或挪回来的过程中，都要跟吕克讲话，同时生气地撇嘴或对他微笑。我们希望吕克可以慢慢对别人的话和面部表情有反应，所以一开始要把语言和表情跟他觉得最重要的事联系在一起。对吕克来说最重要的事就是能不能拿到餐盘里的食物，等他把这两者联系在一起，才有可能接收从另一个人来的沟通信号。这是一种非常传统的行为疗法：把已经非常有效的“强化”作用——这里是食物，与其他行为——这里是言语和微笑联系起来，最终让这些“其他行为”成为患者自己的“强化”作用。简单来说，我们就是通过控制吕克的食物最终达到让他与别人交流的目的。

我们注意到吕克对改变的反应非常大，在他所处环境中一些极微小的改变，对他来说都是不可忍受的。而这样的吃饭安排，对他来说是全新的，必须给他保留一些熟悉感。所以，塞西尔在他吃饭的整个过程中要握住他的手，塞西尔是他所熟悉的人，这样安排会让他比较安心。

为了给吕克创造一个舒适的用餐环境，我们也拿来了他最喜欢的三本书，他在这个房间里就可以翻阅这些书。

一切准备就绪。第一餐时，他吃了第一口饭就开始自我伤害。当时我甚至都还没来得及阻止，他就已经用尽全力拿手腕撞桌边了。

塞西尔马上挪开餐盘：“不！吕克。停下来！”她边说边皱起了眉头。

他停了下来。他在我怀里，我能感受到他的体重轻得不正常，好像他的身体不像别的小孩那样是用血和肉组成的。他呻吟着，却没有丢掉汤勺，而是把汤勺伸向盘子的位置。塞西尔等了几秒，才把餐盘挪回来。他舀了一勺汤放到嘴里，一口吞了下去。这次我没有等他把手腕伸向桌边，成功地抓住了他的手臂。塞西尔再一次把餐盘挪开。

“不！吕克。停下来！”

我们不断重复同样的行为。一开始真让人灰心。吕克每喝一口汤，都想用力地自我伤害。而我每次都要阻止他，所以他每喝一口汤后都在我的怀中奋力挣扎，就像个小恶魔。有几次他甚至抽回被塞西尔握住的手去击打桌子。每一次，塞西尔都挪走餐盘，并皱起眉头，他就呻吟着把汤勺伸向盘子。塞西尔等了一会儿，再把餐盘推回去；在他喝了一口汤之后，同样的场景再上演一次。

我们结束一个吃饭疗程后，每个人都精疲力尽。虽然我们知道，新的学习过程很长，尤其对自闭症儿童来说，但看到吕克这样面色苍白、伤痕累累的孩子麻木地自我伤害，心里还是非常难以接受。每天早上，全体医生聚在一起讨论所有住院孩子的治疗情况，这让我们能够和别人讨论吕克的案例，帮助我们不至于太灰心。

在第四顿午餐时，吕克终于有了一些改变。他吞了一口汤，停了下来，看着塞西尔，塞西尔就对他笑了。接着他重新把汤勺放入了餐盘中。没有自我伤害！

“吕克真棒啊！”塞西尔一边笑着说道，一边轻抚吕克没有用来吃饭的那只手。

下一口吃完他又自我伤害，可是我们知道，事情已经有改变了。

吕克开始吃完一口后接着吃下一口，而不是自我伤害。他可以连着吃三口，接着四口，接着好多口；但有时又会出现连续的自我伤害行为。在第十顿午饭时，他每吃一口不再进行自我伤害的次数比起之前更多。

同时，他也有了另一个更加重要的改变：他会看塞西尔了！他的注意力不只在移动的餐盘上。他看着塞西尔对他微笑、说话、撇嘴，有时甚至停下来不吃，手上拿着勺子，看着她，一副很吃惊的样子，似乎发现了新大陆。

第十二顿饭，他做了新的尝试。他装作要用手肘撞桌子，但手臂停着不动；那时塞西尔本来已经开始皱眉头、挪走餐盘，但停了下来。吕克看着她，轻轻地把手肘放在桌子上。吕克似乎高兴地低吟了一声，再把汤勺放入餐盘中。

后来，他看塞西尔的频率越来越高，自我伤害的频率越来越低，我甚至都不需要为了减少他的自我伤害而抓住他，塞西尔不再需要把餐盘挪走或责备吕克。他似乎发现自我伤害的轻重决定了塞西尔的反应。如果他用力打自己，餐盘就会被塞西尔挪走；如果力气不那么大，塞西尔就只是口头责备。最重要的是，他自我伤害的次数越来越少，愿意看着塞西尔，到了用餐时间就会高兴地叫起来。

慢慢地，吕克可以自己一个人坐在椅子上吃饭了；后来塞西尔也不需要握住他的手了；再后来，塞西尔试着不碰餐盘，但吕克又开始有些自我伤害的行为。然而我们决定不介入，不能让他的自我伤害行为成为吸引我们注意力的唯一方式。当吕克开始自我伤害时，塞西尔只是转头看别处，并闭口不说话；直到他又开始正常吃饭，她才温柔地对他说话，对他微笑。这样吃了几顿之后，他完全停止了在吃饭时进行自我伤害的行为。

为了避免塞西尔成为吕克吃饭时唯一让他安心的对象，接下来几顿饭，我代替塞西尔坐在吕克对面。不出意外地，他又开始自我伤害。每次有变动时，他就退步一点点。但几次之后，他就不再自我伤害了，而且对我责备他的声音特别敏感——大概是因为我的嗓门比塞西尔粗吧。

然后，塞西尔又开始给他建立新习惯。饭后，她带吕克上床睡觉，她坐在他身边。他就看着她，塞西尔轻抚他，握着他的手，摸摸他的脸颊。起初，他还没什么反应，只是看了塞西尔几眼，好像她只是在检查他的身体。但有一天，他突然抓住塞西尔的手，并摸了摸她的脸。

后来这个温柔的轻抚时刻，逐渐就变得比较像孩子与母亲之间的互动了。吕克看着塞西尔，紧紧靠着她，轻声唱着歌。有时，他看着塞西尔的脸，似乎突然停住了，好像惊讶于他每次都有新的发现：居然有一张人类的脸庞对着他微笑！接下来的进步，是吕克开口说话了。一开始只是重复我们对他说过的话，例如“吕克，停下来！”或“吕克，好棒啊！”但慢慢地他开始造自己的句子：“吕克想吃这个”，或“摸摸，摸摸”。

他的面色逐渐红润起来，不再像苍白的小王子，而比较像一个坐不住的调皮小精灵。治疗团队中的其他人也发现他在其他方面的一些进步：例如上厕所时、跟别的孩子玩耍时。他的睡眠也比较平稳了。后来，到吃饭时间，吕克见到我们就大声地叫着："爸爸！妈妈！"我们意识到该让他有更多时间跟父母在一起了。

在整个治疗过程中，我们都设法让父母了解我们所采用的方法及进展。在好几次会议上，我们思考并讨论了在家庭的日常生活中，如何让吕克有更多的交流行为。

吕克的父母说有勇气承担责任来照顾如此不同的孩子，比起之前，他们更有希望。吕克按着自己的节奏，仍然在慢慢进步着。他继续探索着这个我们领着他进来的新世界。当然，他与别人相比，还是非常不同，甚至会一直不同下去。

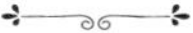

1943年，美国精神科专家利奥·肯纳（Leo Kanner）发表了一篇具有划时代意义的文章：《情感接触中的自闭性障碍》（*Autistic disturbance of affective contact*）。[1] 他在文章中描述了十一个孩子，他们的主要特征是"出生之后就无法与人建立连接或融入所处的环境。他们的父母觉得他们'自给自足'，'活在自己的贝壳中'，'一个人时非常高兴'，'就算有人在旁边，也只顾自己，

1　Kanner L., «Autistic disturbance of affective contact», *Nervous Child*, 2, 1943, p.217.

好像旁边没有人一样'；总之，他们无视所处的这个世界”。肯纳还发现这些孩子普遍语言发育迟缓，还伴有其他异常症状。最令人震惊的就是言语模仿症，有些孩子会重复别人话中的最后几个字。人称代词经常倒着用（他们说“你要吃饭”，其实想说的是“我要吃饭”）。他们像吕克一样，对大人张开双臂要拥抱他们时的反应和别的孩子不一样（缺乏预期的回应态度）。他们总是千篇一律地重复某些词，甚至连语调都一样；重复刻板的动作（坐着前后摇晃）。他们对人完全不感兴趣，好像更喜欢和物品在一起玩，可他们也不是用普通的方式使用这些物品。他们不能忍受改变，毫无理性地坚持他们参与的活动必须按同样的方式进行。

肯纳提到这些孩子时用“自我封闭”来形容。瑞士精神科专家尤金·布鲁勒（Eugène Bleuler）在1911年时提出的“自闭症”这个词来自希腊语“自己”。他当时造这个词来形容一些成人患者，他们“逃避现实，过分注重或相对比较注重内心世界”。我们回头看吕克的一些表现，发现和四十年前利奥·肯纳对那些孩子所描述的特征非常接近。

1943年的那篇文章一经发表，随后就有几十篇、上百篇关于儿童自闭症的文章发表在国际性的专业杂志上，相信今后会有更多的文章出现。再加上一些最近出版的书，我们有足够的资料可以列出一个非常现代的数据表格让人理解这个奇特的精神障碍，并了解关于它的科学研究都有哪些。[1][2][3][4]同时，治疗团队也在致力于发展治疗技巧，好让孩子们尽可能地改善行为模式，并适应环境。而自闭症孩子的父母们通常聚集在某些特别为自闭症儿童家长建立的协会中，通过这种方式支持专家和老师们对自闭症的研究。

如何知道孩子得了自闭症？

这个问题的答案很复杂。我们可以参考肯纳的描述，但也有些研究显示肯纳的描述不能涵盖所有得了自闭症的孩子。有些孩子除了他描述的症状，还有语言发展滞后的问题和神经方面的疾病。今天，我们知道大约四分之三的自闭症孩子都有智力发育迟缓的问题，而且很难找出原因：是自闭症影响孩子学习吗？还是神经系统出了问题同时导致自闭症和智力发育迟缓？

目前，我们还都是通过孩子在各个方面的行为表现来诊断自闭症。自闭症的定义，从最初肯纳的描述发展而来，目前的定义着重描述三方面的行为障碍。

沟通障碍：自闭症孩子使用语言的方式很奇怪，几乎不可

1 Lelord G., Sauvage D., *L'Autisme de l' enfant*, Paris, Masson, 1990.
2 Sauvage D., *L'Autisme du nourrisson et du jeune enfant*, Paris, Masson, 1988, 2ᵉ éd..
3 Frith Utah, *L'Énigme de l' autisme*, Paris, Odile Jacob, 1992.
4 Milcent C., *L'Autisme au quotidien*, Paris, Odile Jacob, 1991.

能进行正常的对话，“他自言自语”。他说话的时候，不会用眼睛看着对方，只会定定地看着空洞的某处；也不会有相应的手势表达，更不会笑。

社交障碍：自闭症孩子喜欢独处，很难适应与别人的相处，不会像其他孩子那样观察别人。从心理学角度来说，他很难理解别人的情绪和感受。

重复行为：刻板的重复性动作和不适应性动作。吕克在这方面表现为身体前后摇晃，遵行日常仪式（翻阅固定的几本书，玩一个玩具的方式总是一样的），厌恶改变（家里一点点变化都会让吕克暴怒）。

自闭症的诊断应该由专家来做，因为得其他病的孩子也可能有这些与儿童自闭症非常接近的症状。

为什么要下诊断？

人们经常讨论是否应该对精神病下诊断；20世纪60年代到70年代之间，这样的讨论尤为激烈。很多人认为给患者下诊断是给他“贴标签”，否认了他作为人的尊严和无限可能性。更糟的是，有人指控精神病的诊断是政府镇压的一种手段，他们专门把反政府的人诊断为“疯子”。苏联时期的精神科医生或许无法问心无愧地面对这种指责，可是西方精神科医生完全不必理会这样的指控。

当一个精神科医生或心理医生认为有必要坚定地下一个诊断时，他其实冒着以下众多风险：被当作狭隘的医生，简化科学的人；被指责忽视人与人之间心灵的差距多么大，差别多么微妙；被认为其实无法理解观察到的病症，在稍纵即逝的事实面前，借由某个病症分类名词让自己安心。

反对在精神病领域下诊断的人，其意图或许是接纳精神病患者，但我们要再一次说，包容不足以增加我们对药物的认知，也不可能提高治疗效果。在所有支持疾病分类和诊断的论点中，有一点非常有说服力：如果不下诊断，我们怎么知道这个病症该用什么药物和疗法去医治呢？

其实，是否下诊断的问题，不单单存在于精神病这一领域。您曾经用过听诊器吗？如果没有受过正规的训练，您听到的仅仅是嗞嗞声、敲击声、一些杂音或一些摩擦声，这些声音似乎完全没办法分析。您曾经看过自己肺部的X光片吗？除了能隐约看到肋骨的影子，对您来说，其他仅仅是难以辨认的阴影和模糊的一团。试想一下，一些肺科医生在对患者进行听诊后，认为很难给听到的杂声和呼吸声进行分类，就不做诊断；或第一眼看到模糊、云团状的X光片后认为无法进行诊断；或用显微镜观察患者的唾液时觉得恶心、难以辨认（唾液在显微镜下就是充满各种微小物体的一团难以辨认的东西）；最后这些医生开会时说：“肺科的诊断毫无意义，因为每个疾病都不一样，我们不能简单地给患者下一个诊断。我们用听筒给每个患者诊断时听到的内容都不一样；每一张X光片都有它的独特性；而且也很难给显微镜下的细菌分类。所以，我们认为诊断毫无用处，肺病学的分类也毫无意义。我们仅能根据患者是气喘还是咳嗽，把患者分成两类：‘气喘型’和‘咳嗽型’。我们还可以把那些又气喘又咳嗽的患者分为一类：‘气喘咳嗽型’。”

这里虚构的肺科医生会诊有点像20世纪70年代某些精神科医生的做法，他们认为诊断没有用处，只需要简单区分患者得的病是精神疾病还是神经疾病即可。

我们再回头来看虚构的肺科医生会诊。这时，如果药剂实验室给他们推荐一种新药，比如说异烟肼（isoniazide），他们会怎么做呢？他们让气喘型和咳嗽型患者同时来试这个药，结果发现一小部分咳嗽型患者被治愈了，气喘型中被治愈的患者稍微少一些。所以他们这样总结：异烟肼治愈了一小部分患者，在咳嗽型患者身上的效果比在气喘型患者身上效果好一些。其他医生听到这样的结论，肯定不会对这种药感兴趣，异烟肼可能很快就会被人忘记。

可是，如果肺科医生坚持在他们患者的病症、X光片和显微镜检查结果中找到病症的相同点，诊断出某些患者得的是肺结核，并让肺结核患者尝试使用异烟肼，就会发现这组患者被治愈的比例很高。而且绝大多数患者在几个月之内，症状都会消失。

1952年，人们刚发现抗肺结核药物异烟肼时，肺科医生们就是这么做的。我们今天可以有效地治疗肺结核，不仅要归功于发现异烟肼的药剂实验师罗什（Roche），还要感谢从拉埃内克（Laënnec）开始投入研究的一批又一批的肺科医生，他们努力找出不同患者的共同点，把这些特点归类成综合征（综合征是一组疾病症状，不管有这些病症的患者得的是否是同一种独立的疾病，把他们身上相同的症状归纳在一起），然后把综合征和X光片以及生理检查结果进行对比，最终得出肺结核诊断标准。

在精神病领域的诊断更复杂一些，不像肺科医生那样可以分析生理检查指标和X光片，我们没有这些依据。而且肺结核这类传染性疾病的发病原因相对比较简单，精神疾病的病因则复杂多了。目前，精神病的诊断主要还是依靠患者的症状描述，而不涉及可能的发病原因。精神病的发病原因要么我们目前还不清楚，要么就只是一些不是很确定的假设。

虽然现在对精神病做出诊断的依据似乎还不是很充足，但对患者的诊断能帮助我们借着该病已有的病例预测病情的发展，并判断出哪些药物和哪种心理治疗对他可能是最有效的。当然，这样的归类判断也不是每次都行得通的，因为我们的诊断分类不是完美的，而且有些患者可能表面症状一样，病理却完全不同。所以现代精神疾病的分类随着人们对疾病的认知发展而不断被完善。比如，美国精神医学学会在1980年提出的《精神疾病诊断与统计手册Ⅲ》（*DSM Ⅲ*）在1987年进行了修订和重编，因为有些专家对他们擅长治疗的某个精神疾病的看法，与手册中的记载截然相反，于是就有了*DSM III–R*[1](R代表修订)。

自闭症是常见的疾病吗？

比起其他儿童疾病，比如某些智力发育迟缓、注意力缺失等，自闭症非常少见。目前的数据表明，一万名新生儿中有四到五个孩子有自闭症。自闭症男孩的人数是自闭症女孩的四到五倍。近几年来，医生和家长对自闭症越来越重视，自闭症被诊断出来的年龄也越来越小。

通常几岁会发现自闭症？

自闭症发病的年龄很小，通常在孩子出生后的头几年里。这加大了诊断自闭症的难度。就算对自闭症专家来说，诊断这个年龄的孩子都非常不容易。医生通常先询问自闭症儿童的父母是否注意到孩子在一岁以前有何异常，大部分家长都说没有。但现在由于越来越多的婴孩能够接受到政府机构的健康随

---

1 *DSM III-R, Manuel statistique et diagnostique des troubles mentaux*, Paris, Masson, 1989.

访，所以医生就可以更早确诊某个孩子是否得了自闭症。现在许多被确诊为自闭症儿童的都是婴幼儿（零到三岁）。[1]确诊得越早，医生就能越早开始治疗，减轻疾病带来的后果，帮助家长发现孩子有某些障碍时有相应的态度。我们知道判断婴幼儿是否得了自闭症非常不容易，这样的诊断必须由专科医生来做；因为其他疾病也有可能导致孩子有类似于自闭症的行为表现，比如有听觉障碍的儿童，就很容易被误以为得了自闭症。

很多家长在看孩子第一次走路的录像时，会觉得很感动，但对自闭症研究人员来说，可以借此发现自闭症的一些早期症状。观看自闭症的儿童婴幼儿时期的家庭录像，会发现他们在姿势或行为上有微小的异常之处，这些异常在当时没有被注意到：他们在父母怀抱中的姿势有些奇怪，他们看人看物时没有别的孩子那样的眼神。仔细观看他们成长过程中几个月或几年的录像，可以获得他们的病症发展的珍贵资料。

自闭症的病因是什么？

人们经常对于自闭症病因的讨论很感兴趣，就算在那些从来没见过自闭症儿童的人中间，相关的讨论也不绝于耳。长久

1　同本书第109页注2。

以来最流行的观点，就是自闭症是由孩子和母亲之间的关系混乱导致的，跟大家对精神分裂症的看法一致。母亲和孩子之间的沟通很糟糕，导致孩子缩在自己的世界里。母亲就是让孩子生病的罪魁祸首，所以治好孩子的必要条件就是远离母亲。布鲁诺·贝特尔海姆（Bruno Bettelheim）在他著名的芝加哥发展矫正学校中，禁止家人在孩子出生后的几年内与之相见；学校里的保育团队似乎也处在严格的监控系统下。最近，美国某一报刊刊登了这个学校一些旧教员在职期间的经历，他们说的内容让我们不得不问一个问题：贝特尔海姆真的如媒体之前向我们大量展示的那样，是一个慈善的智慧老人吗？[1]

其实，我们有很多理由可以解释为什么这么多人，不管是职业医生还是外行人士，长期以来相信自闭症与患者早期的家庭教育有关。首先，发现儿童自闭症的肯纳在他发表的一些文章中提到了患儿的家庭环境。他描述一些自闭症儿童的母亲极度冷漠，没什么情感表露，只对职场上的事感兴趣。像肯纳这样的先驱，他的观点有很多人支持很正常；但后来对自闭症儿童父母的研究表明肯纳的直觉——母亲的冷漠可能造成孩子自闭症发作——无法被证实。而且，相信家庭教育是自闭症的病因，才有空间让进行精神疗法的人认为，只要用这种疗法就可以解开家庭在孩子身上打的结。这样的说法会让所有的精神病

---

1 «Bettelheim charges fly», *Autism Research Review*, 1990, vol. 4, n° 4, p.4.

治疗人员感到兴奋，所以很多人长久以来一直捍卫这种诠释也是可以理解的。

在自闭症儿童的父母身上重大的发现之一就是，比起其他智力发育迟缓的孩子，自闭症儿童所在家庭的经济条件都较好；患儿父母比其他孩子的父母看上去更“古怪”一些。[1]许多严谨的研究试图证明母亲和孩子之间关系的混乱可能是孩子得自闭症的原因，但这些研究都没有得出确定的结论。

长期严重缺乏早期家庭教育的孩子，例如那些被非法监禁、与世隔绝好多年的孩子，他们的家长像监狱狱警那样通过门缝把食物塞进去给他们，他们最终变成什么样了呢？按上述观点，他们应该比别人更容易成为自闭症儿童，不是吗？乌塔·弗里斯（Utah Frith）在她那本著名的关于自闭症的书[2]里表明了自己的观点：有些常年被关在窄小空间里的孩子，比如小吉妮[3]和卡斯帕尔·豪泽尔[4]，一旦被释放出来，他们虽然存在智力和语言发育滞后的问题，但表现出极大的与人接触的渴望，很快就会与善良的教导他的教育人员建立深厚的感情，即便他们刚认识这个人不久。这些孩子并不是自闭症儿童。

这位自闭症专家还在同一本书里描述了另一个非常特殊的

1 Wolff S., Narayan S., Noyes B., «Personality characteristics of parents of autistic children», *Journal of Child Psychology and Psychiatry*, 1988, 29, pp.143-153.

2 同本书第109页注3。

3 Genie，一个美国野孩子的化名，十三岁之前被父亲关在卧室并绑在坐便椅上，与外界隔绝。——译者注

4 Kaspar Hauser，德国著名人物，野孩子。——译者注

例子：阿韦龙野孩子维克多（Victor de l'Aveyron）。他在狼群中被发现时只有十二岁，精神科医生伊塔尔（Itard）收治了他。后来弗兰索瓦·特吕弗（François Truffaut）的电影《野孩子》让维克多变得非常有名。虽然帮助他的医生非常优秀，很多年极有耐心地教育他，但他仍然保留着严重自闭症的特征：无法识别别人的情绪，特别喜欢离群的一些活动。根据哈兰·莱恩（Harlan Lane）的看法，这个孩子很可能本来就是被父母抛弃的自闭症儿童。[1]

而通过在自闭症儿童父母身上观察到的一些异常，我们可以有以下两种推测：孩子的疾病影响了父母的心理健康，而不是坊间流传的，父母影响了孩子的心理；还有一种可能就是父母或许有一些小的疾病，这些疾病与自闭症有关，通过基因遗传给了孩子，在孩子身上全部爆发出来就成了自闭症。自闭症由父母的行为引起，这一说法从未被严格的理论研究证实过，现在越来越少的人认同这个观点。自闭症发病根源是生理性的因素，这种看法反而越来越被证实是对的。

基因影响

20世纪60年代，研究人员发现一种第10号染色体异常的

---

1 Harlan Lane, *L'Enfant sauvage de l'Aveyron*, traduit de l'américain, Paris, Payot, 1986.

疾病，10号染色体脆弱的人都不正常。大部分这样的人存在智力低下的问题，此外还有些外貌特征：脸长，嘴唇厚，额头突出，耳朵很大。但不是所有10号染色体异常的人都会有这些外貌特征。今天我们可以确定的是，10号染色体脆弱是基因的异常现象——即染色体上携带的一部分遗传“信息”没有正确成形，这些“信息”决定了个体发育的某些部分。越来越多关于10号染色体脆弱的个体的研究表明，他们中有比例非常高的自闭症，有时甚至有全部的自闭症综合征。现在所有有自闭症综合征的孩子都被要求检查10号染色体是否脆弱。而大量研究结果显示，10号染色体脆弱的自闭症儿童是自闭症儿童中人数最多的一群。[1]

为了研究患者所得的疾病——任何一种疾病，同时研究他家族的其他成员，有时甚至是患者的远亲，可能都有所助益。如果在一个家族中发现某一种疾病的患病率比平均值高很多，那么很有可能这个疾病的病因中多多少少有基因遗传的因素。这不意味着基因遗传是该疾病唯一的源头。举例来说，家族有心肌梗死的遗传基因，但个体未必一定会得心肌梗死，因为还有其他非遗传因素可以降低或提高心肌梗死的患病概率，比如好的饮食结构、规律的运动能降低患病概率，而抽烟会提高患病概率。

1　Le Louarn P., Moraine C., Perrot A., Bathelémy C., Garreau B., «Autisme et syndrome de l'X fragile: aspects pédopsychiatriques», *Arch. fr. Pediatr.*, 1989, 46, pp.211–216.

同理，双胞胎中若有一人得了某种疾病，如果是同卵双胞胎——他们俩有同样的遗传基因，那么双胞胎中的另一个人得同样的病的可能性就很高；但如果是异卵双胞胎，那么另一个人得病的概率就和其他普通的兄弟姐妹一样高。这样的差异恰恰证实了基因遗传在疾病发作中的角色。

以儿童自闭症为例，有两个值得一提的现象：不同的研究证实了同卵双胞胎两人都得自闭症的概率高于异卵双胞胎两人同时发病的概率；自闭症儿童的兄弟姐妹或嫡亲自闭症发病的比例大于平均值。[1]但其实总体上来说，自闭症儿童的双胞胎兄弟姐妹或普通的兄弟姐妹也得自闭症的概率是低的。要知道，自闭症是一种罕见疾病。

大部分自闭症儿童同时有相关的神经疾病或在自闭症之前有同一神经系统疾病的发病史。三分之一的自闭症儿童同时患有癫痫，一种器质性疾病。其他例如像苯丙酮酸尿症这样的代谢类疾病，先天性风疹或神经系统受病毒感染，在自闭症儿童身上也比在其他孩子身上更常见。这些疾病的共同点就是会影响孩子神经系统的发育。所有这些事实综合起来，说明自闭症的病因其实是生理性的——不管是受基因影响，还是受早期其他疾病的影响。这些生理性的扰乱可能影响了大脑某些区域的发育。

1　«Autism and genetics, a decade of research», *Arch. Gen. Psychiatry*, 1988, 45, pp.953-961.

这个疾病的病理是什么？

吕克与人沟通有障碍是智力发育的缺陷导致的吗？要知道，连智力发育严重不足的唐氏综合征患儿对他人都极有兴趣并尝试与人沟通。所以对吕克来说，会不会存在相反的机制？是不是交流的困难导致了学习能力低下呢？他会不会有感觉器官发育上的异常呢？吕克和许多自闭症儿童一样，对噪声和光线的反应令人惊讶：他对其他人无法忍受的噪声和光线毫无反应；可另一方面，对于微小的声音或变化，反应却非常强烈。是这样的“接收”失序导致自闭症儿童无法用合逻辑的方式感知这个世界吗？如果是的话，又怎么解释大部分自闭症儿童都会有的姿势和协调能力的异常呢？为什么自闭症儿童被抱的时候姿势很奇怪？他们有时走路姿势很奇怪的原因又是什么呢？

一些自闭症儿童长大到能够正常地用语言表达时，描述自己得自闭症时的感受说，所有事件之间似乎是毫无关联的。所有事件在他们看来都是毫无预警、奇怪、无法理解的。所以他们喜欢熟悉的物品，喜欢做重复性的动作，因为这样就能避免处于对未知的焦虑中。一些心理研究显示，就算是智商高一些的自闭症儿童，要区别照片上人脸所表达的情绪，也是有困难的。而其他智力发育迟缓的孩子却能更好地区别伤心、生气或高兴的表情。另外有些心理学实验证明，自闭症儿童无法明白别人的情绪，甚至不能理解别人的思想和他自己的思想是两件事。一个正常的孩子，感官、智力（看母亲的脸庞，认出她）、情绪（看到母亲时整个人放松）、姿势（向母亲张开双臂），这些功能可以协调在一起，并且相应的神经结构也紧密地连接在一起。但在自闭症儿童身上，这样的协调作用好像被扰乱了。更有进一步的推测认为，连接和调节感受、情绪和相应姿势的某些神经结构在发育过程中被干扰，而导致自闭症的产生。

自闭症孩子有特殊能力吗？

大约10%的自闭症儿童在某些领域有超乎常人的能力，比如心算、视觉或听觉记忆力。电影《雨人》（*Rain Man*）中达斯汀·霍夫曼饰演的一个成年自闭症患者可以毫不费力地记住黄页上的电话号码。洛杉矶心理学教授彼得·坦圭和贝尔纳德·林岚还是这部影片的医学指导。在《错把妻子当帽子的人》（*L'homme qui prenait sa femme pour un chapeau*）[1]中，神经学家奥利弗·萨克斯（Oliver Sacks）描述了一对自闭症双胞胎有能力说出随便某一天是星期几（比如，2045年6月23日是星期几？他们几秒钟之内就可以回答出来——星期五！）。最令人惊奇的就是不管别人说出什么数字，他们都能说出最接近这个数字的

1 Oliver Sacks, *L'homme qui prenait sa femme pour un chapeau*, traduit de l'américain, Paris, Le Seuil.

质数，而我们目前拥有的最复杂的电脑也只能算出一部分而已！但他们不会做最普通的加法，在语言表达上也严重滞后。

然而，也有极少数的自闭症儿童没有智力低下的问题，有时他们的智商甚至很高。肯纳观察的自闭症儿童中有一个智商高达140。

美国的成人自闭症患者坦普·葛兰汀（Temple Grandin）是举世闻名的设计师，她设计、建造农场和屠宰场。她在农村长大，对反刍类动物的行为模式有超乎寻常的理解，因此构想设计出了特别适合这些动物居住的地方。今天，她出入于许多精神疾病的研讨会，在这些会议中她确实提到了自己很难分辨与她说话的人的情绪，甚至根本就不知道什么是情绪。

《再见，幸运先生》（*Good Bye Mister Chance*）中的主要人物耶日·科辛斯基就是智商不低的自闭症患者。[1]这位幸运先生是住在老富翁家里的园丁，过着墨守成规、孤单的生活。他从未离开过宅地，全部时间用来看电视或打理植物。富翁去世后，他第一次必须面对进入外面世界的挑战。发生一系列事情之后，他住到一个政客家。他无法理解别人的情绪和行为，但懂得模仿之前电视上看到的同样情景下人们的应对方式去做。他在任何情况下都很冷静（自闭症患者感受不到害怕），总是用与园艺相关的比喻让周围的人惊讶不已。在电视采访中被问及

1　Kosinski Jerry, *Bienvenue Mister Chance*, Paris, Flammarion.

对经济危机的看法时，他回答：“树上的旧叶子必须掉光，才能有新的，树才能长得更高、更粗、更茁壮。”久而久之，人们把他当作了“精神导师”。他在镜头前表现得很自然，经常被记者采访。在故事的结尾，他当上了高官。

1944年，奥地利精神科医生亚斯伯格发表了亚斯伯格综合征的定义。[1]

有该综合征的儿童或青少年行为举止奇怪、某些方面表现得聪明，对一些非常技术性的主题或重复性的动作表现出异常的兴趣，比如说气象学、列车时刻表或电子仪器。他们使用语言的方式很奇怪、很抽象（他们将袜子上的洞形容为“布料组织的不连贯”）；不管听者是否真的感兴趣，他们可以长时间地讲述一个主题，或在谈话过程中毫无逻辑地改变谈话主题。其实，他们就是无法理解人与人之间的互动和一些社交行为中最简单的规则。尽管他们非常努力，还是无法通过经验习得这些互动和规则。他们的手势、身体姿势都无法与话语吻合；僵硬的姿态、单一不变的语调，使得他们看上去真的很奇怪。但他们与自闭症患者不同，他们愿意和人在一起，只是因为他们的奇怪和笨拙，朋友们都不喜欢他们。他们把自己孤立起来，只是因为无法掌握社交技巧。嘲笑和被孤立，让他们极易落入抑郁中。另外有些患者——幸亏有足够高的智商，才能正常地融

1 Burd L., Kerbeshian J., «Asperger's Syndrome Br.», *J. Psychiatry*, 1987, 151, p.417.

入社会。值得讨论的是，亚斯伯格综合征到底是肯纳定义的自闭症中的一种形式，还是完全是另一种疾病。令人惊讶的是，通常一个家庭中好几代人都有同样的亚斯伯格综合征的症状，说明了该综合征是通过基因遗传的。

家人可以做什么？

就像其他所有严重精神疾病的患者一样，他们的家人常常是重要的治疗配合者、支持者。照顾自闭症儿童是个非常艰巨的任务，照顾者常常会产生灰心失望的情绪。有些孩子需要寸步不离地监护照顾，有些则相对自理能力强一些，但无论如何，这些对父母来说都是极大的考验。一个有自闭症儿童的家庭可能许多年都在两个极端之间徘徊：家长要么过度介入孩子的状况，精疲力尽，要么完全放弃生病的孩子。治疗团队最重要的任务之一，就是帮助家长学会如何用最好的方式处理自闭症儿童在家时可能遇到的各种特殊情况。而家长将观察到的孩子的行为记录下来，并交给治疗团队，对孩子的治疗有很大帮助；另外，家长们最终还是自闭症儿童治疗中最有力的接班人。但有时，不管父母如何努力，患儿还是有可能得长期住在治疗机构中。

学校可以做什么？

自闭症儿童融入学校的问题很复杂。[1]全世界许多国家都进行过各种尝试，尤其这二十年来我们可以听到许多例子。最初，有两派人持两种完全不同的观点：一派人支持自闭症儿童应该完全进入普通教育系统；另一派人则认为应该把自闭症儿童从普通教育系统中完全隔离出来，进入特别为他们准备的教育机构。这两种观点理应相互理解：我们可以期待自闭症儿童在与一般孩子接触时，学习如何与别人有合宜的互动，这将帮助他们之后融入社会相对容易一些。而反过来想，因为自闭症儿童在智力和情感发育上有缺陷，所以为他们提供一个“量身定做”的学习环境也非常重要。事实证明，成功的案例则是融合了两种观点的精华部分：自闭症儿童参加特殊的教育和治疗课程，但有时也会与一般学校的班级或一组正常孩子接触。用这样的方式引导、锻炼自闭症儿童与普通人接触，确实是很有效的治疗辅助手段。

这种课程的设立，大部分得益于一群积极、不放弃的自闭症儿童父母，他们在一些特别关注自闭症儿童的医疗专家和教育者的帮助下，最终找到这样操作的可能性。覆盖地理范

1 Beaugerie-Perrot A., Lelord G., *Intégration scolaire et autisme*, Nodules, Paris, PUF, 1991.

围最广的教育系统之一，是美国精神科医生舍普乐（Schopler）[1]协同一些父母创立的TEACHH教育系统。美国目前有五分之一的自闭症儿童在TEACHH系统内受教育。在北卡罗来纳州，TEACHH系统覆盖率最高，自闭症儿童进入该体系的比例达到80%，比通常自闭症儿童进入该系统40%～70%的平均比例要高一些。此外，在欧洲也有一些与当地科学院合作的特殊教育系统，效果也差不多。[2]

现在有哪些治疗方式？

就在我写书的当下，我们并没有彻底治愈自闭症的有效药物。人们尝试了许多种药物，虽然有些药确实不同程度地改善了一部分自闭症儿童的症状，但没有一种药的效果是稳定的。美国儿童精神科医生林岚（Rimland）做过一项调查：他请自闭症儿童的父母把所有改善他们孩子症状的药物和剂量都记下来。当时非常盛行试着给自闭症儿童吃剂量很高的维生素，所以在这项调查中，很多父母都记下了维生素，特别是维生素B_6。后来的研究确实证实了维生素B_6对相当一部分自闭症儿童

1 Schopler E., Reichter R. J., Lansing M., *Stratégies éducatives de l'autisme*, traduction par Catherine Milcent, Paris, Masson, 1988.

2 同本书第126页注1。

的症状有改善作用。[1]（维生素B_6必须遵医嘱使用，否则有可能给患者带来危险。）

最近，药物氟苯丙胺的使用，让我们看到它或许对改善自闭症生理化学方面的紊乱有效。由于自闭症儿童的尿液、血小板或脊髓液中血清素及其衍生的物质比例高出正常值很多，所以研究者研发了一种药物来抑制血清素的活动。血清素是一种神经递质，即传递信息到神经细胞所必需的物质。氟苯丙胺本来用以治疗成人的肥胖症，药物里面的物质通过抑制血清素来控制食欲；后来有一组自闭症儿童尝试了这种药物，结果证明该药确实在一些孩子身上有显著效果。[2]

此外，还有一些比较常用的药物，如安定药或一些抗抑郁剂，都能降低患儿的焦虑或像刻板症这样的异常行为，从而帮助他们更好地进行其他治疗。

药物治疗只是治疗的一部分。其他自闭症儿童像吕克一样，在生活的每个层面都困难重重。所以，治疗团队和教育团队必须努力帮助孩子学会对人和环境有合宜的适应行为。自闭症儿童的心理治疗方式有很多种，但没有哪种方式的效果是可预测的。在自闭症的治疗领域，目前所有评估都很困难：首先，为了研究而召集一组人数够多的自闭症儿童就非常不容易

1　Rimland B., Callaway E., Dreyfus P., «The effects of high doses of vitamine B_6 on autistic children : a double blind cross-over Study», *American Journal Psychiatry*, 1978, 135, p.472.

2　Ritvo E. R., Freeman B. J., et coll. «Fenfluramine treatment of autism: UCLA collaborative study of 81 patients at nine medical centers», *Psychopharmacology*, 1986, 22, pp.133-140.

（自闭症是罕见的疾病）；其次，不同患儿之间差距很大，要用非常严谨的方式评估每个孩子在开始治疗后获得的进步也不容易。然而，目前各种研究至少可以让我们得出三个结论：不管用什么方式治疗自闭症儿童，被治疗的自闭症儿童总比那些家长已经放弃治疗的自闭症儿童恢复得好一些；融合了行为认知心理学和个人心理学的治疗方案，似乎比别的治疗方式更容易进行评估，效果也确实好一些，但这并不是说，一个好的治疗师采用别的心理治疗方式对自闭症儿童没有帮助；不管用的是什么治疗方案，重要的是要与教育训练方法相结合，因为儿童时期本来就是学习的黄金时期，自闭症儿童和正常孩子一样需要学习。

可预见的治疗进步有什么？

将来有可能发展出新的大脑造影技术、心理测试方法、电生理学测量方式，这些连同心理学的研究，可以让医生更细地划分疾病，并且找出症状与生理病变之间的关系。

现在分子遗传学发展得非常快，将来不仅有可能解释这个疾病的遗传方式，还能弄清楚疾病的病理机制。目前自闭症只有一类，分子遗传学也有可能帮助我们找出不同类型的自闭症。

目前，我们看到越来越多关于心理神经免疫学研究的文章发表。神经免疫学的研究成果让我们可以做出这样的推测：可能在神经系统发展的某个关键时期，系统受到了自身免疫系统的攻击，导致自闭症的发生。[1]另外有一些研究指出，在一些病毒引起的慢性神经系统疾病患者身上找到的抗体，自闭症儿童身上也有。所有这些病毒学的研究，加上前人的研究结果，我们大致可以推测：某些自闭症或许真的是因早期感染的病毒引起的。

至于治疗方式，凭借对自闭症儿童心理越来越细致的了解，医生能找到更新、更适合患儿个人情况的心理疗法。[2]

当然，治疗自闭症的特效药也有可能被意外发现，虽然这样的可能性不高，但也不是不可能。目前治疗精神疾病最主要的两类药物——安定药和抗抑郁剂就是在我们还不知道它们的治疗机制时就已经出现的。而且，在它们被使用了三十年之后，我们也还没完全弄清楚它们的治疗机制。

看到这些研究人员所付出的努力和结果，患者家属应该因受到鼓励而感到充满希望。无论如何，目前已有的医疗水平要求家属和医疗领域或教育领域的专家们必须联合起来，这样才能给患儿一个最适合他的治疗方式和教育环境。

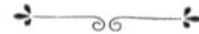

1 Fudenberg H. H., Coleman M., Emerson D., Bahmanyar S., «Immunodiagnosis and immunotherapy in autisctic children», *Ann. N.Y. Acad Sci*, 1989.

2 Barthélemy C., Hameury L., Boiron M., Martineau J., Lelord G., «La thérapeutique d'échange et de développement (TED). Principes, applications, résultats d'une étude de dix ans», *Actual. Psychiatr.*, 1988, 7, pp.111-116.

我第一次和吕克见面是在20世纪70年代，在他治疗结束后没多久，我就离开了那个住院部，去别的科室继续实习。后来我换了居住的城市，又去了别的国家，甚至转换了职业跑道，最终成了精神科医生。对吕克，对我而言，时间都已经过去很多年。

某一天，我想到他，想知道他后来怎么样了，就四处打听他的下落，听到他在这些年里有很多变化，时间、生活和其他一切，都改变了他。但这就是另一个故事了，就像吉卜林（Kipling）说的那样。

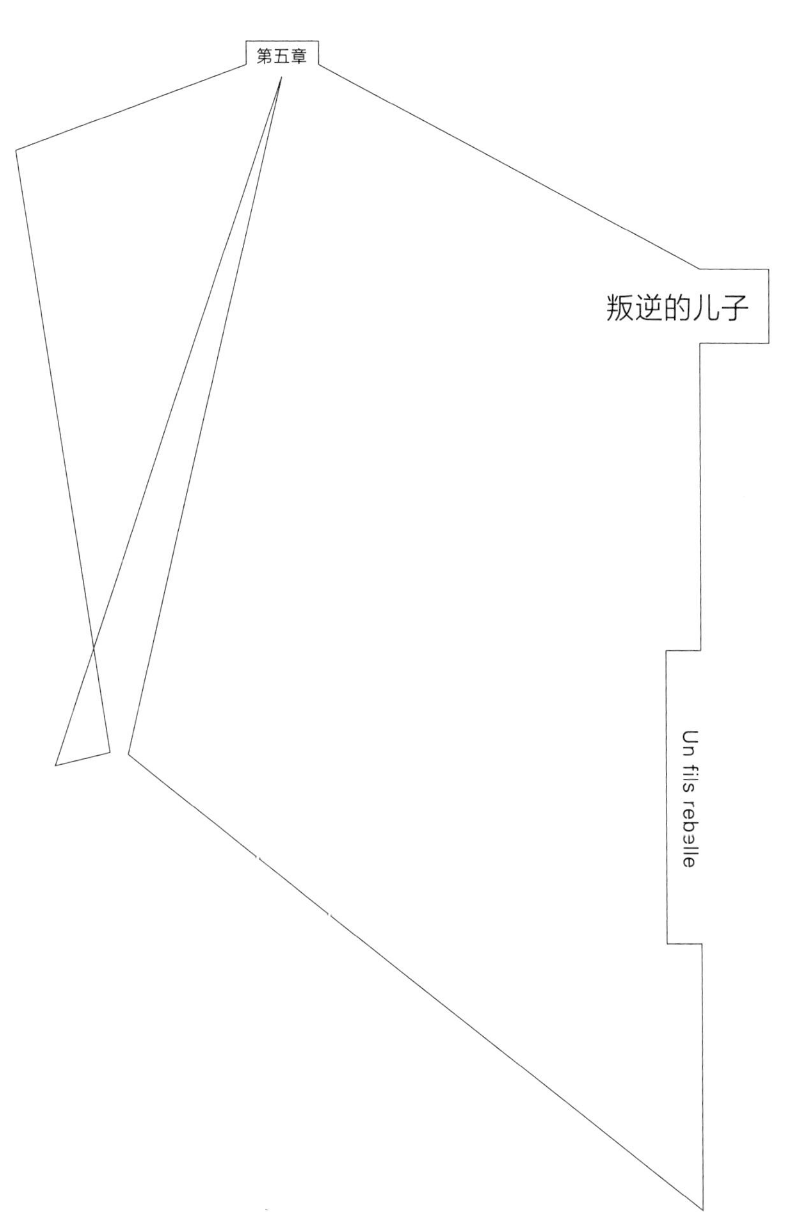

第五章

叛逆的儿子

Un fils rebelle

一个精神科医生如果在综合医院工作，经常会被其他科室的医生同事叫去帮助诊断在他们科室住院的患者。这种出诊方式让精神科医生换了换空气，离开自己的领地，来到算是异国之域的心脏科、外科或内科，与那里的同事共事，谈论着同一个患者，这样的经历令人振奋。跳脱惯有的思维模式，聆听其他领域的专家同事解释最新的医学进步，重新来到学生时代实习过、熟悉过的科室——那时候生活刚向我敞开大门，未来充满了无限可能。通常精神科医生漫长的一天都坐在非常窄小的诊疗室里，接待一拨又一拨患者，还会经常遇到难沟通、挑战医生底线的患者。相比之下，被以高效著称的心脏科同侪或重症监护医师邀请到他们的科室会诊，工作的心情和状态会好很多。所以，尽管精神科医生的日常工作已排得非常满，但要再加上一个其他科室的会诊，他们基本都非常乐意。

一天早上，门诊的秘书告诉我，A科室的马克·S.医生打电话来，说他希望一个精神科医生尽快过去跟他见一个患者，情况很紧急。听完我就过去了，到马克医生那儿时我看到他正在察看X光片。在X光片观察灯的光线中，他看上去非常疲倦，比实际年龄老多了。但他转身一开口跟我说话，就显出了平常的活力。这样的能量，对一个看管三十张急诊病床的医生来说是必需的。

“看这个，”他指着X光片说，“这个光片是早上拍的，患者的肺现在是这种情况，不可能出院的。”

“毫无疑问。他的肺出了什么问题？”

“肺炎……肺门周围浸润性肺炎，这里……还有这里。”

“那这个患者为什么非要今天出院不可？”

“这就是我叫你来的原因。我们希望他延期两周出院，但他不同意。”

“他不喜欢医院的食物吗？”

“不，不是的，和食物没有任何关系……说到底，我完全不知道为什么。你看到他就知道了，他不是好说话的人。”

他跟我解释了情况。今天早上例行查房时，三十三岁的V.先生表示不管医生同不同意，他今天一定要离开医院。他完全不肯妥协，说自己感觉好多了，希望回家继续接受治疗。

“他为什么不能回家继续治疗呢？”

“他的CD4[1]太低了。他得了卡氏肺囊虫肺炎。”

全国大概只有几千人对这几个字眼很熟悉。我意识到V.先生得的是获得性免疫缺陷综合征，即艾滋病。

“他不能理解这么快出院很危险吗？”

“我不知道他到底能不能理解。从早上开始，我们已经跟他解释了三遍，可每一次听完他都重复自己希望回家，只要病情加重，他就回医院。”

“他以前就住过院吗？”

“是的，所以才更奇怪。他很了解我们这个科室，六个月前他第一次感染时，就在我们这里住院。那次一切都很顺利，护士们都觉得他很有魅力。有点高冷，但很有礼貌。”

“他是做什么的？”

“一家银行的高管。”

“他是怎么被传染的？”

“同性性关系。但他不太愿意谈论这个部分。”

“有人来看他吗？”

“很少。有一个女性朋友时常会来，此外就没有别人了。但你要问问护士，她知道得更清楚些。”

“他今天早上跟您说他要出院的？”

“是的，在例行查房时。我们到病房里时，他连衣服都已

1 人体免疫系统中的一种重要免疫细胞，艾滋病病毒主要的攻击对象，其检测结果对艾滋病治疗效果的判断和对患者免疫功能的判断有着重要作用。——译者注

经穿好了。然后说，他要出院。”

“最近发生了什么特别的事吗？”

“没有，至少我没觉得。治疗进行得很顺利，他的身体状况在好转，也没发生其他感染。”

“脑部没有受到感染吧？”

“没有，今天早上看到他这么坚持，我们也想到了是否有这种可能性。但三天前，我们刚做了透视扫描，脑部一切正常。昨天的神经系统检查结果也是正常的。但如果你有疑虑，我们可以给他做个腰椎穿刺检查。”

“我们到时再看。他知道自己的病情诊断吗？”

“当然知道。他曾经有个照顾了很久的男性朋友，就因此而死。”

“他自己是怎么发现感染了艾滋病的？”

“两年前，他自己去做了检查。”

“知道结果后，他的反应怎么样？”

“按照他的医生的说法，他知道后反应非常强烈。当时医生建议他进行心理治疗，但他拒绝了。后来他很快就接受了现实。他在这里的时候，总是表现出对自己的病情非常冷静的样子，时常开些黑色幽默的玩笑，你懂的，就是这类的话：‘好吧。医生，您在我身上又有什么新发现？’直到今天早上。”

“他还是坚持要出院？”

“这样我们就不得不让他在签了医院免责声明之后出院。

除非你诊断后觉得他需要住到精神科去。”

“根据你刚才描述的情况，他应该不可能愿意去精神科住院部。好吧，现在我去看看能做什么。”

“加油！啊，去看他的时候不要忘记戴个口罩。他的免疫系统还很脆弱，你不能把细菌传染给他。”

我到V.先生的病房时，他正在看着窗外，仿佛努力用心记住从这个房间里可以看到的风景。他已经整装待发了。

“您就是精神科医生吧。可是我不需要精神科医生。”

他俊俏的脸庞非常清瘦，略显病容，但仍透着清高，灰色的眼睛闪着光，眼神流露着不容分说的决心。他穿着剪裁得体的灰色西装，这套西装让他的肩膀显得很健美，像个运动员。从他几乎带着怒气的眼神、举手投足间的傲气和坚决的口气来看，他平常是习惯了别人服从他的。

他站立的姿势仿佛准备作战的战士，要跟说服他留下的人斗争到底。看着眼前这个人，我们怎么能想到他是个得了致命疾病的患者呢！然而，当我靠近他时，注意到在他的灰色眼睛里有一丝犹疑，一层非常薄的汗珠浮在他的脸上。

“我想出院，我已经说了无数遍了。你们只要把免责书拿来，我签完就好了。我没必要跟您谈。”

“先生，请您听仔细了，没有人能拦着您出院，等下会有人拿免责书过来让您签字的。但您这种情况，按照医院规定，您必须在出院前和精神科医生谈一下。您能理解吗？”

“好吧。那我们开始吧，然后赶快结束。”

V.先生似乎非常疲劳地坐在了床上，开始面无表情地回答我的问题。

从他的回答中，我知道了他目前一个人住，出院不是为了回家，而是去莱拉旺杜（le Lavandou）——他的一个女性朋友在那里有一幢别墅。他不怕一个人孤单，一个人住在别墅里也没问题。他还认识那里的一个医生，并且很清楚病情加重的一些信号，一旦发现有任何异常，马上就会去最近的医院。他说他很清楚今天出院带来的风险，可他不想在这家医院再多待一分钟了。

“为什么？什么让您不高兴了呢？”

“不不不，医护人员都非常好，医院里的所有人都对我非常好。”

“那您为什么这么急着出院？”

“主要是，我受够了一直住院这件事。我怎么说你们才能明白呢！在海边别墅里休养要好得多啊。”

“提早出院冒着很大的风险啊。您的免疫系统……”

“听着，这里的医生护士已经跟我重复了十次啦。您没必要再提这一点。”

我很疑惑，到底谁让V.先生突然变得这么固执呢？以他的智商和过去的病史，他应该完全能明白其他人的解释和提早出院所冒的风险。而且，他就是有什么说什么的人，不像有些患者，把不满都藏在肚子里，什么都不说地就离开了。V.先生说他没有对医护人员不满，事实肯定就是这样。

我们当然可以推测艾滋病毒感染了他的脑部，破坏了他对现实的观察能力，让他做出不理智的决定。[1]但在我看来，这种可能性很小。他回话速度很快，回答问题也很清晰，逻辑思维能力也堪称完美，没有任何大脑被病毒感染过的迹象。所以不是身体本身的问题，而是有什么事情发生了。

“您这样决定，您的亲朋好友都知道吗？”

V.先生犹豫了一下。有那么一秒，我的问题似乎让他很困惑。

“我只是告诉他们我要出院了。”

“他们知道您为什么住院吗？”

他又犹豫了。

“我……我跟他们说我得了病毒性肺炎，没那么严重。”

“您的意思是，他们不知道……”

“不知道我有艾滋病？是的，大部分人都不知道。来看我的那个朋友知道，就是她邀请我去她的别墅住。但其他人几乎不知道我的病情。”

“您不担心他们怀疑吗？”

V.先生用他的灰眼睛看着我。大概在观察我是在挑衅他并

1 Guillibert E., Granger B., *Psychiatrie de liaison en médecines d'adultes*, Congrès de psychiatrie et de neurologie de langue française, t.III, Montréal, 1989, pp.63-146.

以此为乐，还是真诚地希望理解他的想法。

“听着，”他最后还是说了，“您要明白一件事。大部分人根本不知道我是同性恋。我在银行的同事不知道，我一起长大的好朋友们也不知道。我每次回老家，他们都会开我玩笑，说我要找个看得上眼的巴黎女人。我老家在乡下，您明白吗？”

“我能理解。您从来就没想过告诉他们吗？”

“没有，您无法想象。那是一个很小的小镇，人们非常善良，他们很爱我。对我来说这些已经够了，我不能对他们有更多的期待。他们不会接受同性恋的，永远不会。”

他说最后几个字时，怒火仿佛在眼中燃烧。就凭这个，我无法推测出他的童年挚友是否能接受同性恋，但我非常怀疑他是否能接受自己的性倾向。

“那来看您的那位女性朋友接受同性恋吗？”

“她知道我是同性恋。我们从初中一年级开始就认识了，后来一起来了巴黎。很多人一直认为我们两个是情侣。”说到这里，他惨淡地笑了一下。

我开始能大概猜出V.先生急着出院的理由了。

“那您的父母呢？他们一直在您的家乡吗？”

“对，他们已经退休了。”

“他们之后会去看您吗？”

“不会……长途旅行对他们来说太累了。”

“就算您再多住半个月的院，他们也不会来看您？”

V.先生沉默了几秒，低着头盯着他眼前的地面看，仿佛在掩饰自己声音里的颤抖。

“我不希望……他们知道。我不希望他们知道……他们知道会气死的。我必须赶快离开这里，您能理解吗？我不想让他们知道。”

我回去找马克讨论，了解有没有可能让V.先生的父母来医院看他，而不用知道他的病情。“这就看他们到底想不想知道了。”马克这样回答。

“你和我都很清楚，当人们不想明白的时候，他们可以完全不理解某件事。我每天都看到有人就是不愿意面对自己得了癌症的事实，一切明明再清楚不过了，而且医生治的就是他们的癌症，但他们自己就是可以不面对这个现实。”

“这叫作否定。”

“否定？不错，你们这些精神科医生啊，总有自己的名词。否定、否定，我以后就用这个词了。好，现在我们可以做什么呢？”

“当然，如果V.先生愿意的话，我们可以向他父母隐瞒他的病情，他们在场时，没有人会说这个词。整个医疗团队很习惯对患者的病情守口如瓶。但要是V.先生的父母自己注意到这里的患者大多数都是年轻男性，而且都很瘦弱，该怎么办呢？我们要求他们戴上口罩才能靠近他们的儿子时，他们会做何感想呢？”

“我们总会想到办法的。”我的同事说。

“好。”

“他同意继续住院了吗？”

“是的，目前同意了。”

“那他的父母呢？”

“他们这两天会来，最晚周末前也会到。他打电话告诉他们他要在医院里多留两个星期，他们就说要来看他。”

“他留下来我真的太高兴了。要治好他的病本来就已经相当不容易了，再加上出院这个因素的话……”

“你说得对。”

晚餐前，马克继续他救人性命的大使命，我则回到自己办公室，处理了堆积的信件。我总想及时处理收到的信，但就是有这样那样的干扰，从来没有“及时”过。

接下来那个星期，有一天下午，我去看了V.先生。当时，他父母刚探望过他离开。

他穿着病号服，但看起来仍然很有斗志。他相当沉着地看着我，好像想向我表示，就算我看到他哭过，也不代表我们的关系比较近。

“您父母来看过您了，一切都没问题吧？”我问他。

“没问题，一切都很好。他们很爱我，我当然也很爱他们。”

我注意到他重新开始打点滴了。

“他们看到您在这里，没有太担心吧？”

“没有……至少我这么认为。他们说这个星期留在巴黎。我想他们没有怀疑什么。”

“这样就好。”

我和V.先生多聊了一会儿。

前段时间他因为担心父母发现真实的病情，流露出些许软弱，但现在，他完全又回到好胜的状态，回话犀利——他应该就是这样的人。显然，他不希望进行任何“心理治疗”性质的对话，我没有勉强他。也许他以后会愿意见心理医生，也许永远不会——宁可保持骄傲、斗志昂扬的状态，用他自己的方式成功地面对生活。

在走廊上，我看到一对老人，身着过时却优雅的深色服装，类似于我小时候去乡下祖父母家度假时看到他们穿的衣服。

老妇人向我走来，脸上的表情很坚定。

“您好，医生。您就是精神科医生，对吗？”

“是的。”

她用热切的眼神看着我，仿佛要看穿我。岁月只在她美丽而消瘦的脸庞上留下了优雅的痕迹。她的眼睛也是灰色的，犀利而有神，就跟她儿子的一模一样。她丈夫也跟着到我面前。这位先生稍微胖一些，也比较谦和，没有说话，只让妻子全权代表他。他对着我微笑，仿佛希望我认真对待他妻子勇敢的请求。

“医生，我们儿子病得很厉害。”

“我不是他的主治医生，但我想他好一些了。”

“可能吧。但我和我的丈夫，我们认为他没对我们说实话。”

“夫人，是什么让您这么想的呢？”

“他的脸色，他不安的表情。还有……我们在这里遇到的人。”

这时，刚好有个骨瘦如柴的年轻人被朋友扶着从走廊经过，仿佛特别为了证明V.先生的母亲说的话是对的。

V.先生的母亲仔细地打量了他们，然后转向我。

“我们可以聊聊吗？医生。”

“当然可以，我们找间办公室坐着聊。”

马克去查病房了，我们刚好可以用他的办公室。

V.先生的母亲仍然用炽热的眼神看着我，她丈夫仍然微笑着。

“好吧，医生，”她说，“我们大概知道我们儿子得了什么病。您应该是知道的。”

“我想他自己会说的……”我结结巴巴地回答。

“不，不，我的意思不是要您说出诊断结果。就算我们问了，我们知道您也有权利什么都不说。”

她的丈夫也点了点头。

“我们就是想请您转告他，我们知道了他得的是什么病。我们也明白了，他的生活……并不是他认为的我们希望他应该有的样子。但这不重要，一点儿都不重要，我们很爱他，他是我们的儿子。请您告诉他这一点，因为他瞒着我们反而让我们很伤心……您能理解吗？”

“或许，你们可以自己试试……”

“我们自己告诉他？会的，我们会告诉他这些。但请您先转告他。我不想一下子惊吓到他，怕他情绪很激动，而他并不喜欢表露情绪。我也不喜欢，医生，我不喜欢在别人面前表现出自己的情绪。”

V.先生的母亲从手提包里拿出手帕，擦了擦眼泪。

后来几天，我好几次回到这个住院部看望其他患者，有时会看到V.先生和他的父母。他们远远地跟我点点头打招呼。V.先生的父亲朝我微笑，他的母亲和他自己则是用他们炽热的眼神看我一会儿。我也跟他们打招呼，但没过去跟他们讲话，我担心一过去就会打乱某种平衡——家庭成员之间感到彼此相爱的和谐。

V.先生的身体状态越来越好，他的肺部X光片越来越清晰，CD4值也慢慢回升了；接着他先被允许出院三个星期。看他一切都正常，医生决定他暂时可以出院了。后来，马克的科室收到他寄来的明信片，明信片上是地中海的小海湾，背面写着：“给您寄去一小片阳光，希望能扫去巴黎天空的阴霾。谢谢您为我做的一切。之后若有必要——希望越晚越好，我将愉快地去见您。”

V.先生没有任何精神疾病。那为什么会需要精神科医生去他的病房呢？我的同事马克医生对患者的需要很敏锐，也总是热情地回应，完全可以胜任我在其中所扮演的角色，即倾听V.先生的秘密，向他父母保密，并在他们两边做中间人。但对V.先生来说，马克是他的主治医生，是反对他出院的人。V.先生本来就有反权威的倾向，尤其在当时的情况下，他的主治医生治疗他，却限制了他的自由，是一个像“母亲”一样照顾他的角色，所以V.先生很快就采取了跟整个医疗团队对立的态度，这非常不利于解释和沟通。

在这种情况下，精神科医生就可以扮演中立的角色，从外部介入他们已形成的关系圈，这样，圈中的人可能更容易说出自己的想法。而且，治疗团队中的医生或护士要处理很多技术层面的问题，不一定有这样的时间或受过足够的训练去做心理治疗式的谈话。而这样跨科室工作，对精神科医生来说也有益处，若精神科医生从未接触过其他科室的患者，当他自己的患者患肺炎或心脏病时，也会手忙脚乱。

去医院别的科做我本专业的事，这种行为属于会诊联络精神病学的实践，这是一门为因器质性疾病接受药物治疗或手术治疗而住院的患者设立的精神病学科。[1 2]

会诊联络精神病学除处理上文提到的团队与患者之间的冲突之外，大部分时候应用在许多器质性疾病患者住院时遇到的

1 同本书第140页注1。
2 Zumbrunnen R., *Psychiatrie de liaison*, Paris, Masson, 1992.

真正的精神疾病上。许多器质性疾病患者因压力的增加导致精神类疾病发作，或原有轻微的精神疾病加重了。要知道，因病住院这件事，本身就是极大的压力。当患者因器质性疾病被告知需要住院时，焦虑、抑郁、幻觉等精神疾病的发生并不少见。

艾滋病毒可以直接感染大脑，患者因免疫力低下也会感染其他病原体，例如弓形虫，从而导致中枢神经系统被感染，引起不同种类、不同程度的精神病的发作。[1]而且，患者抑郁的风险很高：他们知道艾滋病是致命的，尤其他们通常见过亲密的朋友因此而去世。出于上述这些原因，精神科医生经常被叫到艾滋病患者的病房里实践会诊联络精神病学。[2]

他们出院后，要面对除疾病以外的许多挑战：在社会上不被接纳、工作上被排挤、经济拮据；这些对他们来说都是很难面对的。研究显示，有朋友支持、参加一些社群活动的人比那些自己单独生活的患者，生活品质要好很多。[3]这就是为什么，除了家庭和朋友的支持，一些社团组织例如AIDES在患者离开

---

1 Perry S., «Organic mental disorders caused by HIV, update on early diagnosis and treatment», *American Journal of Psychiatry*, 1990, 147, 6, pp.696–710.

2 Sith R., Granville-Grossman K., Goldemeier D., Lynch S., «Psychiatric illness in patients with HIV infection and AIDS referred to the liaison psychiatrist», *British Journal of Psychiatry*, 1991, vol.159, pp.347–350.

3 Leserman J., Perkins D. O., Evans D., «Coping with the treat of AIDS: the Role of Social Support», *American Journal Psychiatry*, 1992, 149, 11, pp.1514–1520.

医院后的生活里可扮演很重要的角色，[1][2]他们帮助患者能够尽量长时间地保有较高的生活品质。

会诊联络精神病学的应用并不是最近才有的，但近十五年来，医疗领域对这门学科越来越重视。目前有许多关于这方面研究的文章发表。这个学科有趣的地方是它涉及器质性病症和精神病症之间的关系、医生和患者之间的关系，还涉及药物治疗对患者精神层面的影响，几乎包括了患者生命的所有方面。此外，这个学科也让医院更加关注患者身心的舒适度。我们目前在这个领域已经取得了许多成就，但前面的路还很长。

1 Rozenbaum W., «Sida: guide pratique 1991» , *Les dossiers du praticien*, 1991, 98, pp.25-31.

2 «Liste des associations ou autres organisations de lutte contre le SIDA» , *L'information psychiatrique*, févr. 1987, 63, 2, pp.239-240.

第六章

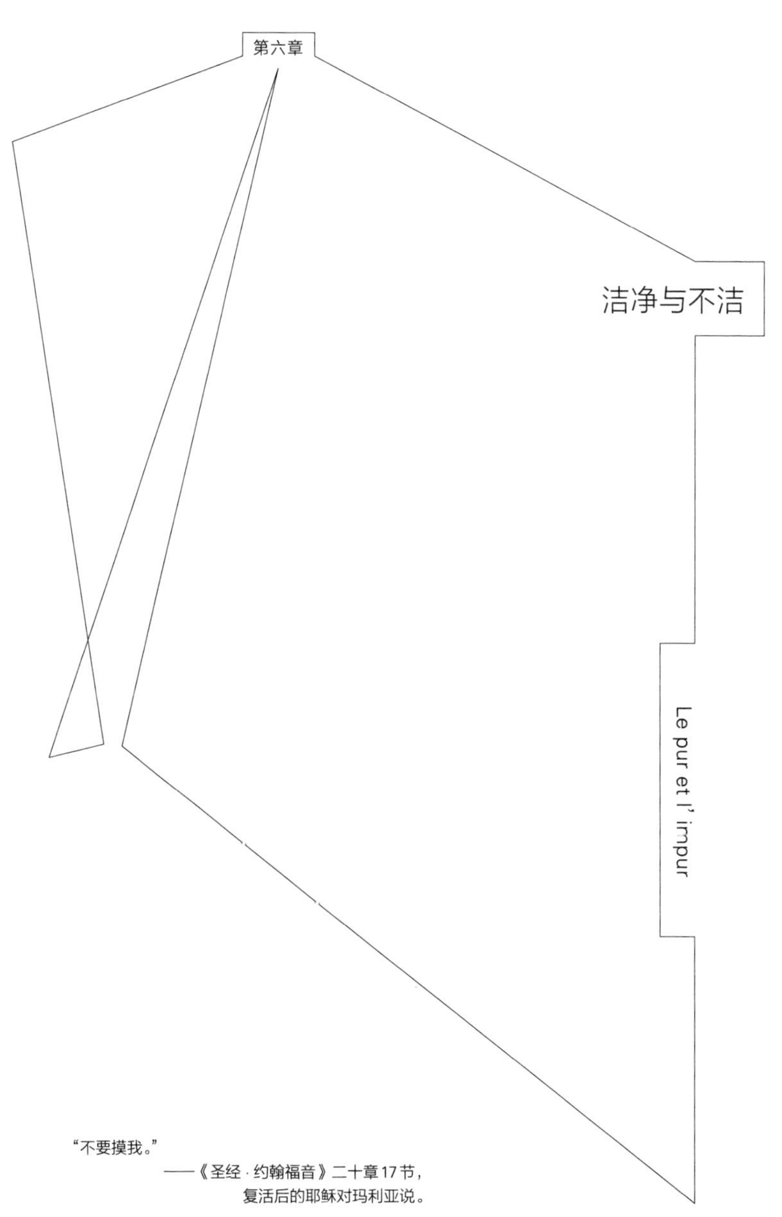

洁净与不洁

Le pur et l'impur

"不要摸我。"

——《圣经·约翰福音》二十章17节，
复活后的耶稣对玛利亚说。

她刚进我的办公室，我就感到这是个特别的故事。这个年轻女人清瘦、漂亮，有着布列塔尼地区[1]少女特有的鹅蛋脸，双颊红润，害羞地低垂着双眼。她身着蓝灰色相间的衣服，仿佛要去参加教堂的弥撒，浑身散发着不属于这个时代的朴实。看到她的样子，我们或许可以猜到她的整个背景：出生于海军军官家庭，受教会学校的教育长大；我们甚至能想象到她家厨房里打了蜡的古老餐桌，以及一家人在堤坝上散步的情形。我从她的病例上看到她来自坎佩尔。

我注意到一个细节。她来的这天是六月的一个大晴天，太阳把办公室的木头桌子晒得好烫；可这位年轻女士居然戴着蓝色棉手套，按照那天的气温来看是极不合理的。难道手套是她

1 布列塔尼地区是法国西部的一个地区。——译者注

为了来首都特别预备的服饰中的一部分吗？

她的坐姿也让我惊奇：她仅仅坐在沙发的边缘处，非常小心地不让自己的背部或手臂碰到病例资料或沙发扶手，好像一碰到这些她就会变脏一样。

我开始问她一些例行的问题。这些问题是可以让我了解她，同时避免直接进入与病情有关的主题。她告诉我，她叫玛丽，三十岁，已婚，是某个家具制造公司的会计，丈夫是一位海军工程师，他们有一个十八个月大的儿子。四个月前，她辞了工作。然后她就不说话了，低垂着双眼，戴着手套的双手紧张地握着手提袋。

"您为什么来我们这个科室问诊呢？"

"很难……很难解释。"

"这是最近才发生的问题，还是老毛病？"

"老毛病。嗯，已经有一年多了。"

"这一年多来出了什么问题呢？"

"我……我不敢出门。"

"您害怕出门？"

"我怕人群。"

我想到广场恐惧症，得这个病的人害怕单独出门；但我想起来，她在等候室时是一个人的。如果是广场恐惧症患者，肯定得有人陪她一起来。也有可能是抑郁症，抑郁的人也会害怕人群，而且她看上去确实很忧伤，但抑郁症无法解释她为什么戴着棉手套，还避免接触沙发扶手。

“为什么人群让您感到害怕呢？”

“哦……这很难解释。”

“很难解释，是因为事情太复杂，还是因为您不敢说出口呢？”

“我……我不敢说。”

“为什么？”

“因为很荒谬。每次我都觉得很丢脸。”

“每次您解释的时候都觉得丢脸？”

“是的。”

“您已经跟其他人解释过了？”

“是的。我已经看过一个精神科医生了。”

她开始讲述她的故事，一开始说得断断续续的。

“好吧，事情是这样的。我害怕被传染。”

“传染？”

“是的，这很荒唐……我知道这很荒唐，但我还是害怕……”

“您害怕被传染什么？”

“癌症。”

“您知道癌症不是传染病？”

“是的，我清楚。我的意思是，我知道医生怎么说的。但我还是害怕。”

“您的意思是，您担心医生说的不是真的，我们还是有被传染的可能？”

“是的，就是这个意思。我总觉得有被传染的风险。”

“您做什么来减少这些风险呢？”

“过着地狱般的生活。”

玛丽说的是事实。几个月以来，她害怕跟所有疑似会传染癌症给她的人或物接触。而且她知道有些癌症在发作前可以在人体内潜伏好几年，所以她担心那些看上去健康的人可能是潜在癌症患者，他们也有可能通过跟她握手把病菌“传染”给她，或在他们接触过的东西上留下病菌，等她再碰这些东西时也会被癌症“病菌”传染。她现在完全无法不戴手套拿钱，因为硬币和纸币经过无数人的手，这些人中一定有癌症患者或潜在患者。她不再能跟别人握手，甚至想尽一切办法避免用任何方式碰到别人的手。这样的恐惧，让她在外面不得不戴着手套，一回到家，她立刻就把手套洗了——她有好几副换洗的手套。她不再能自己打开信件，她担心这些信件在被送达邮箱之前，被好多陌生人摸过信封，她要丈夫替她打开。而且她还无法忍受丈夫把工作资料带回家随意地放在家具上，因为那些资料肯定被不认识的人碰过！

这些只是她地狱般的日常中的一个小缩影。而且，她深刻意识到这样的局面是自己一手造成的，因此而产生的愧疚感，更压得她喘不过气来。她知道她所有这些行为都非常荒唐，她丈夫和几个知道她情况的朋友都这样跟她说。她读了能够找到的所有关于癌症的文章和书籍，其中没有一本书或一篇文章说到癌症是传染病，但她仍然无法控制自己不去担心被传染上癌症，可能只是科学还无法证实这一点呢！

在她看来，她遇到的所有人都有可能是潜在癌症患者，所以她害怕和任何人接触。但她似乎更害怕老人、抽烟抽得很厉害的人、酗酒的人，她知道这些人得癌症的概率更高。她甚至不再去以前每天都去的报刊亭，只因老板是一个五十岁左右、嘴上总叼着雪茄、看上去很喜欢喝酒的男子，这样的人在她看来极具“传染性”。

而这样的惧怕也严重影响了他们的家庭生活：她已经好几个月没有拥抱、亲吻她的母亲，她母亲也不能拥抱、亲吻她；她们之间不能有一丁点儿的身体接触。几年前，她母亲因乳腺肿瘤做过手术，不过肿瘤是良性的。她母亲手术后，妇科医生叮嘱要定期做乳房检查，所以她母亲每年都要做一次X光乳腺造影。玛丽心理疾病发作以后，渐渐就觉得她母亲得的是乳腺癌，虽然母亲最后一次的X光片并未显示她得了乳腺癌，但玛丽总觉得下一次一定会检查出乳腺癌。她还是会去看望母亲，但避免和她有任何身体上的接触，这令她母亲非常痛苦。她们母女原本关系很亲密，尤其玛丽又是家里的老幺，唯一的女儿——她母亲一直期待的女孩子。

但她跟丈夫和儿子接触完全不担心，她担心的是他们两个接触有可能传染癌症的人或物。前不久，玛丽带儿子去公园散步，她儿子看到地上有个烟蒂，就拿起来放到了嘴巴里。她看到后马上从儿子嘴巴里抠了出来，但回家后焦虑了好几天，烟蒂可是“传染性”很高的物品。

“这种恐惧是从什么时候开始的？”

“两年前的一个假期。”

她母亲在布列塔尼有座小别墅，当时她去那边度假。那天天气晴朗，风卷云清，阳光炙热地晒着院子里的床单。她就在院子里闲晃着，一直走到篱笆那里，看到邻居家的太太正躺在长椅上，好像睡着了。她是个老妇人，看上去瘦弱、干枯。玛丽想起她母亲说邻居刚做了乳腺癌手术，回家后几个星期来瘦得不成人形，周围的人就认为她病情复发，可能很快就要不久于人世了。年轻的玛丽看着长椅上一动不动的老妇人，想着她可能快死了。院子晒着的床单这时正好在她身边随风飘了起来，她突然觉得带着病菌的风吹向了她，邻居癌症的病原体全飘浮在热空气中，像一团看不见的致命气团，向她袭来。她吓得赶快逃回到房间里面。

从这天开始，对于癞痱的恐惧和死亡的焦虑越来越强烈地缠绕着她。回到巴黎后，她听说他们住的那栋楼里也有个邻居得了乳腺癌。她就有了这样的想法：这个邻居一定无数次摸过楼下玻璃门的把手，那么这个门把手是不洁净的。玛丽决定从车库直接上楼回家，因为那个邻居绝不会进车库。这是她开始焦虑之后，第一次因为焦虑而改变了生活习惯。接下来几个星期，又有另外一些焦虑出现了，但这些焦虑总是因为她害怕癌症有传染性而产生。慢慢地，为了避免传染，她的生活有越来越多的限制。

至于她的丈夫，一方面非常理解玛丽，他知道她生病了；另一方面也有受不了的时候，尤其在他太太把一天遇到的令她担心的事都念叨一遍时，或在他一回到家立刻强迫他脱鞋、洗手时。

后来玛丽去看了好几个医生和治疗师。

她听了一个朋友的建议，跟一个精神分析师进行治疗，但没有任何改善，她就放弃了。她觉得精神分析师很专业也很热情，在治疗过程中，她慢慢发现自己对母亲的愤怒，而一直以来她母亲对她的掌控欲非常强烈。只是治疗进行了一年，她的病情没有任何改善，她的某些惧怕甚至还变得更严重了。

后来她去找了某个精神科大医院的院长诊疗，大家都知道这位院长先生向来态度冷淡，说一不二；他的诊断是，她得了强迫性神经症。她问他要怎么治，他回答说，这是一种慢性疾病，唯一的治疗方式就是持续吃抗抑郁剂，但抗抑郁剂无法根治这个病。这次问诊结束后，玛丽就抑郁了。不管她丈夫怎么鼓励，她还是放弃了寻医治疗。后来有个朋友的医生建议她去看行为治疗师，根据他读过的很多文章，行为疗法治疗对强迫性神经症的效果非常不错。最后，她丈夫就帮她找到了我这里。

“行为疗法真的能够治好我的病吗？”她一边问，一边抬头看着我，眼中闪着一点儿期盼。

就像所有的医生一样，我经常处在这样的两难境地：患者那么信任我，不能抹杀他们的希望；但也不能给他们过于乐观的答复，因为万一事情没有朝着预期的方向发展，他们很容易陷入失望而放弃治疗。

“这么说吧，我可以保证的是，我们能够帮助您。我们确实有治疗这种疾病的方法，其他一些跟您得一样病的患者通过这些方法，病情有了好转。”

“他们完全被治好了吗？”

“有一些确实彻底被治好了。其他一些人还有些症状未彻底消失，但比他们刚来我们医院看病时好多了。”

“那我的情况呢？”

“我可以确定的是，我们能帮您摆脱那些症状。我说的是‘帮您’，我们希望患者积极配合治疗。但我现在不能确定地跟您说，疗程结束时，您能恢复到什么地步。或许完全恢复，您不再有任何症状；或许恢复一部分。这取决于您自己。有些患者认为没有必要恢复到100%，只要症状不影响他们正常生活就好，所以治疗只进行到他们自己认为满意的程度就停了。”

“我明白了。”

通过跟她的谈话，我知道她以前从未有过其他精神疾病。童年时期的她非常快乐，是个好学生，在班上有好几个朋友。

十八岁，她离开了父母家，去邻近的城市读大学，专业是会计，她也很快适应了大学生活。这个时期唯一令她悲伤的事情就是比母亲年长许多的父亲得脑溢血去世了。她非常难过，但并没有因此得什么心理疾病。

大学期间，她曾和同学一起去第三世界国家旅行，那里的卫生条件根本比不上法国，但她可以毫无困扰地喝那里的水、吃那里的东西。这个时期的她，没有任何恐惧或觉得什么东西特别恶心，只不过像她大部分朋友一样，避免坐在公共厕所中的便器上。她认为自己比大部分朋友更有“洁癖”。

在大概了解了她的总体情况后，我们就结束了第一次见面。我本来觉得应该给她开些处方药，因为好几个月来，她睡不好，起得很早；食欲不佳，本来已经很瘦，又瘦了四千克；而且还一直觉得很累。根据这些身体的症状，我判断她应该不仅在一年前有了被传染得癌症的恐惧症，还有抑郁症。抗抑郁剂很有可能有效地缓解她的症状。但我最后还是决定先不给她用药：她来找的是心理治疗，我不想一上来就给她用药物治疗，这会让她失望，何况她对第一个给她用药的精神科医生印象不佳。等下次我们之间的医患关系多一些信任时，我再给她开这个处方。

接着，我们约定了下次诊疗的时间，同时，我给她解释了行为疗法的一般程序。我跟她强调，如果有好几个人跟她一起，可以帮助治疗进行得更顺利，我建议她下次带一名护士和一名不住院的见习医生[1]跟她一起来见我。她有点吃惊，但同意了。解释完毕，她站起来，因为不想碰门把手，就等着我给她开门。我差点就伸出手来要跟她握手再见，但她焦虑地看着我，我才想起她的“规矩”来。

接下来那个星期，我见到了她和另外两个人，这两个人是我的合作治疗者。其中一个是受过行为疗法训练的护士雅克；另一个就是读医学五年级不住院的见习医生苏菲，苏菲对精神科特别感兴趣。为了让我们三个治疗辅助者的做法尽量一致，我首先确保我们所有人对她的情况有最基本的了解。

“在今天这个会面过程中，为了更好地了解您的日常生活，我们会问您很多问题，最主要的是我们希望了解什么事您做起来毫无困难，就像生病以前那样，做哪些比较困难，哪些您已经完全没办法做了。我们会请您填一份问卷，这样我们能更全面地了解您的困难，以便于更好地安排疗程。”

接着，我们就开始向玛丽提问。我们一开始需要摸索着询问，慢慢地我们发现，有些我们认为对她来说可能很困难的行为于她却一点儿也不难；有些我们认为没任何困难的动作，她却似乎无法跨越。尽管我们非常熟悉她的病症，接触过好多类似的病例，也治疗过好多类似的患者，事实证明，每个患者的病症都有其独特性。我们可以用一个疾病的名字来概括这个患

1 在法国的医生教育体制中，医学生的实习从成为不住院的见习医生，再升级成为住院的见习医生。——译者注

者或那个患者所得的疾病的相同点，但每个人的生命故事却总是那么不同。

最后，我们总结出她的行为清单：

——外出必须戴手套。

——没戴手套时，不能碰钱、信件、所有从外面带回家的东西，不能碰所有人，除了自己的丈夫和儿子。

——戴着手套，可以情绪焦虑地碰钱、商店里的物品，但如果在商店里给她找钱的是她认为高传染性的人——就是年长的、抽烟的或喝酒的人，就算戴着手套，她也不能碰他们摸过的钱。

——不去药房，因为去那里的人总是些年长的或生病的人，这些人都是高“传染性”的。

——不能外出吃饭，也不能邀请朋友到家里吃饭。不再使用其他任何人的餐具，只用自己的餐具吃饭、喝水。

——只上自己家的厕所。

——无法再去工作，害怕同事可能有“传染性”。

——无法跟朋友或亲人握手、亲吻。几乎没有任何社交生活。

——消毒：每天清洗外出戴过的手套和穿过的衣服。用酒精或消毒水消毒，消毒的物品包括鞋垫，从超市买回来的东西的包装，除丈夫和孩子之外的人碰过的东西。每周大约用掉25升的酒精和0.5升的消毒水。每个物品的消毒也不是普通的消毒，必须重复三次。单单一次洗手持续大约三分钟。

——当她接触了“传染性”的人或物时，接下来几个小时会一直想着这件事，有时甚至一整天都在想。她无法控制自己用画面想象和评估接触到的周围环境的“传染”概率。而这些想象非常痛苦，让她根本不可能做其他任何事；有时甚至在她与别人讲话时，都因想到这些而无法听对方所说的话。

苏菲在这个清单后面，写下了她的病情诊断。

诊断：强迫症，伴有中度抑郁。有很多规避行为，但没有形成仪式化的强迫行为。没有相关的人格精神障碍。

让玛丽谈论自己的病症，使得她非常沮丧。这次谈话让她不得不浸淫在本来就已经是地狱一般的日常生活中。她呆呆地坐在那里，眼泪在眼眶里打转，像只受伤的小动物，用责备的眼神看着我们，仿佛因我们让她说出如此羞耻的事而生气。

为了不让这次的谈话停在如此负面的情绪中，我们给她解释了行为疗法的原则。

“好了，首先我跟您强调一下，绝对不要做超过您的承受范围的事。您自己来决定可以做到什么地步。我们一定会循序渐进地、慢慢地去要求您做一些事，但如果您还是觉得太快，我们就会再慢一点儿，直到您可以接受的程度。明白吗？”

“明白了。具体地说，我们要做什么呢？”

我们跟她解释我们要用的疗法被称为缓慢暴露疗法(technique de l’exposition graduée)：每次会诊，我们都会叫她碰一件她认为有“传染性”的东西，她要一直摸着那件物品，直到她的恐惧降低。

这些解释让玛丽吓得额头上直冒汗。我们说的这些直击她的要害——“传染”。我们马上向她解释，我们会从她认为最容易接触的东西开始，而且我们三个人中的一个一定会陪着她，治疗的过程依照她能够承受的节奏进行。也就是说，她感觉好的时候，我们可以节奏快一些；如果她觉得有难度，我们就慢一点儿。按照疗程的进度，我们需要她每周来两次医院，每次在医院待一个早上，因为每次时间越长，频率越密集，暴露疗法越有效。

解释完之后，她看上去安心一点儿了。

我就趁机跟她解释，抗抑郁剂能帮助她恢复精力来面对每次的治疗，也能帮她停止一些挥之不去的想象。这种药物需要好几个星期才能起作用，所以最好现在就开始吃。她接受了我的说法，我给她开了剂量不断加大的氯丙咪嗪。

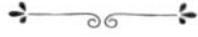

玛丽得的是强迫症。强迫症由强迫性思维和强迫性行为两部分组成。[1]强迫性思维就是强迫性的思想、脑中影像或害怕心理。在玛丽这个病例中，强迫性思维就是在接触了可能有“传染性”的人或物之后好几天都在想自己可能被传染了，以及随之而来萦绕在心头的关于疾病及死亡的画面。就算她身处

1　法语中的强迫症，按字面意思直译即为：强迫性思维一行为障碍。——译者注。

其他场景，都无法摆脱掉这些想法或影响。精神病学称它们为强迫性思维，因为这些不是患者自主愿意有的；玛丽自己无法让大脑停止思考这些事情或画面，它们令人难以忍受，她自己都知道这些想法或影像非常荒唐、夸张、没有任何用处，她很希望能从脑中除去这些东西。

强迫性思维的内容多种多样，但每个患者都有一个主导性的强迫内容——对玛丽而言是传染。其他有些患者害怕“脏”，而不怕病毒或细菌之类的传染。有一个年轻女患者一天至少花三个小时洗澡或不断地洗手，只要她一碰过“脏”东西，例如门把手，她就需要花更多时间洗手。她并不是害怕被某种特别的疾病病菌感染，只是在她觉得“脏”的时候，她就会非常紧张，而且无法思考别的东西。另一个非常典型的强迫性思维就是害怕犯错。有个强迫症女患者晚上上床之后，整夜无法入睡，一直担心没有关家里电子产品的开关或没有锁门，可事实上，她在上床之前已经确认十几次了。另外还有些患者强迫性地担心计算出错，担心忘了一次谈话中无关紧要的细节或说得不够准确的地方。

强迫性思维还可以是羞耻的想法、令人不悦的想法或淫秽的画面，而患者总是尽一切代价从脑中排除这些。一个年轻人总是在做弥撒时脑中浮现某个特定的淫秽场景，因而活在极大的恐惧中。弗洛伊德描述的鼠人，他思想中强迫性的可怕画面则是老鼠吞吃了他的父亲和未婚妻的肛门，他努力把这些画面赶出去，但总是徒劳无功。

那么强迫性行为是什么呢？强迫性思维是引起焦虑的思想，而强迫性行为则是患者用来消除强迫性思维的行为。持续担心计算出错是强迫性思维，不断去检查是否有错就是强迫性行为。玛丽的强迫性思维是害怕“传染”，为了减少传染，她有清洗和消毒的强迫性行为。患者总是用刻板的方式重复强迫性行为，所以我们通常称这些行为为“仪式”。有些患者离开家之前甚至无数次按照一定的顺序确认电器是不是已经关了或门是否已经锁好；每次怀疑自己是否注意到某个细节时，就必须得从头再重复一遍整个关电器或关门的程序。我认识的一个患者，在出门前会整个房子跑上好几遍以确认窗户和门是否已经关好了，这样的检查可以持续一个半小时！那些怕“脏”的患者，摸了某些物品后会花好几个小时洗手，好不容易觉得洗干净了，一碰到那些物品，就要重复一遍洗手的程序。另外一些患者会过分地重复检查自己做过的计算，每次检查完总觉得有个地方错了没有检查出来，就再检查一遍。我的另一个患者就有这方面的问题，他曾是某个大银行的雇员，当时他可以将一整天都花在核对一系列支票转账的总和上，每次算完总觉得自己输入计算器的某一个数字是错的。这种不断检验的内容还可以更荒唐：强迫性地让自己记住前一周每一天每一顿饭吃了什么菜，或某次谈话的细节；强迫性地想某几个词，或碰某个特定的物件，而就算这样做了也不会觉得轻松一些，更无法找到必须这样做的合理理由。担心自己不小心做错事，这样的害怕可以发生在生活的各个方面，包括开车时：有些患者开着车，还未抵达目的地，就觉得自己必须开回去，害怕自己刚刚有可能撞了个行人而没意识到。

有一些仪式可以非常复杂，例如强迫性地做很复杂的心算，或为了避免厄运降临到所爱的人身上，做某些复杂的姿势。玛丽的一个堂姐妹每穿过一扇门，都必须来回走三趟，而且一趟得刚好数到九，如果不这样做，她就担心她的宝宝会出事。她自己知道这种行为非常荒唐，但她无法控制自己。有些患者则感到必须不断地整理物品以缓解自己的焦虑，他们总是用精确到毫米的要求，以某种特定的方式来摆放那些物品。

然而非常不幸的是，所有这些强迫性行为都只能在非常短的时间里缓和患者的焦虑，因为他们总是感到必须不断地去重复那些行为。有些患者就是这样一点点最终完全陷入强迫性思维和强迫性行为的囚牢中：他们一整天都在洗手，完成复杂的仪式或检查自己是否真的做完了，根本没有任何其他活动。如果他们知道自己做得很荒唐，能够意识到自己做的这些都不是自己真正愿意做的，那么他们就更加痛苦了。

强迫症的类型有很多种。我们按照以下三个问题进行分类：强迫性的想法是由外部事件引起的，还是患者自己思考时“自发”的？患者是否害怕发生后果很严重的事？患者用来减缓焦虑的强迫性行为是可见的外在行为还是停留在思想上？

我们把这三个问题也应用到玛丽身上。她的强迫性想法是从与“传染源”的接触开始的（外在事件），她担心被传染上癌症（害怕严重的后果），为减轻害怕，她进行消毒（消毒是可以观察到的行为）。

相反地，记住前一周菜谱的患者，强迫症发作没有某个明显的时间点（无外在事件），没有特别担心什么（不害怕严重的后果），但他为了缓解压力，必须重复去记忆吃过的东西（这发生在思想中，没有可观察的外在行为）。

或许因为患者的心理机制不同，根据这三个问题，产生了各种组合的强迫症。但无论如何，所有强迫症患者都有某类共同的生理症状。

强迫性神经症的发现

19世纪的法国精神科医生埃斯基罗尔[1]被认为是第一个完整地描述了强迫症的人，但其实早在他之前几个世纪的一些故事和论文中，我们就已经可以看到关于强迫症的描述了。这种病症那么奇怪，又折磨人，得这个病的人好像是女巫随便扔骰子选中的一些不幸的人，只为接受她的折磨。1860年，法国精神

1　Jean-Etienne Dominique Esquirol（1772年—1840年），法国精神病学家，菲利普·皮内尔的继承人，创立现代临床精神病学的巴黎学派的成员。——译者注

科医生莫雷尔[1]给这种疾病取名为“强迫性神经症”，直到今天我们还用这个名字。但今天我们用得更多的是“强迫症”，缩写为TOC[2]。

19世纪末的两位大思想家对强迫性神经症很感兴趣。法国人皮埃尔·雅内[3]于1903年在《强迫病和神经衰弱》（*Les Obsessions et la psychasthénie*）中给强迫症下了非常完整的定义。[4]按照雅内的观点，强迫病症是缺乏精力引起的。这种缺乏束缚了最高级心理机能，正是这种机能让我们活在现实之中并控制自己的思想。这种精力理论跟目前的神经生理学假设非常接近。但雅内没有区分强迫症和恐惧症，西格蒙德·弗洛伊德并不认可他的理论。后者知道如何区分强迫症和恐惧症，他把这两种疾病的理论假设囊括入一整套内容充实、理论复杂的体系中——心理分析学。

到20世纪70年代，关于强迫性神经症的研究和学术讨论并不多见，不是因为很少人得这种病，而是因为缺乏有效的治疗方式。但近十五年以来，大概由于有效的药物和治疗方法出现，对于强迫症的关注变多了，就有了许多关于这个疾病的研究。专家们成立专门研究小组，在专业杂志和大众报刊上发

1　Bénédict Augustin Morel（1809年—1873年），法国精神病学家，在19世纪以“退化遗传理论”而闻名。——译者注

2　美国精神医学学会的《精神疾病诊断与统计手册III-R》中缩写为OCD，翻译成法语后为TOC。——译者注

3　Pierre Janet（1859年—1947年），法国哲学家、心理学家、医生。——译者注

4　Janet P., *Les Obsessions et la psychasthénie*, Paris, Alcan, 1904.

表许多文章，问诊的人数非常多，比我们以前能够想到的要多得多。直到20世纪80年代初，强迫症还被认为是罕见的病症。但最近的流行病学研究指出，2%到3%的人在一生中至少得过一次严重程度不一的强迫症。美国专家朱迪丝·拉波波特[1]出版了《不能停止洗手的男孩》(*Le Garçon qui n'arrêtait pas de se laver*)[2]后，好几百人打电话给她说自己有书上描述的症状，但他们直到那时都不敢跟任何一个人说出自己的困境，或他们此前接受的治疗都毫无效果……

在美国，强迫症患者组成了一个协会，这个协会普及强迫症的知识，为了强迫症的研究而四处宣传。

强迫性神经症的发病原因

我们还不清楚强迫症发病的所有可能的原因。

心理分析学的理论假设非常有趣。弗洛伊德描述的“鼠人”是个引人入胜的例子。[3]弗洛伊德认为强迫症患者就像那些恐惧症患者一样，他们的症状发作是为了掩盖他们自己没有

1 Judith Rappoport，美国著名精神科医生。——译者注

2 Rappoport J., *Le Garçon qui n'arrêtait pas de se laver*, traduction française, Paris, Odile Jacob, 1991.

3 Freud S., «Remarques sur un cas de névrose obsessionnelle: l'homme aux rats (1909)», in *Cinq psychanalyses*, PUF, Paris, 1954.

意识到也无法接受的欲望。潜意识里的欲望就以可接受的方式转移到意识层面，产生了强迫性思维，而患者可以用可意识到的仪式来抵抗强迫性思维。

从精神分析学的角度来看，强迫症患者有点像不眠不休地给自己家房子重新上漆的人，没有意识到自己的这种行为其实是为了扼杀潜意识里想要放火烧掉房子，或摆脱碍手碍脚的家庭的欲望。我们应用到玛丽身上：她母亲对她一直非常严厉，又有很强的掌控欲，我们可以想象在她的潜意识里对母亲一定是充满了敌意。当她看到邻居徘徊于死亡的边缘时，这勾起她潜意识里希望母亲死去的欲望，而这样的欲望对于她意识层面的自我来说是无法接受的，就转化成害怕被女性癌症（母亲的代表）传染，这样的惧怕她可以试着用规避行为或重复的清洗来消除。

这种诠释的好处在于它总是非常有理的：每个人面对父母都有矛盾情绪，多少都有些在可理解范围内的敌意或性欲。此外，心理分析师命名了十来种自我防御机制，我们无意识地特别用它们来抵抗不可接受的欲望，把它们转变成别的东西。假设同一个母亲养大的玛丽，不像现在这样爱整洁，而是成了一个油头垢面的邋遢鬼，那我们就可以说，她的肮脏、随便的行为是潜意识里对母亲的敌意转移而来的，因为当她还是孩子的时候，母亲教她注意清洁时过于严厉。精神分析家用这种由果溯因的方式解释一个疾病的形成机制，有点像电视节目《数字和字母》（*Les Chiffres et les Lettres*）中的优秀选手：几个随机的数字，他总是能机灵地用加法或乘法算出出题人预先定好的数目。

此外，每个精神科医生总能在患者或自己身上找到至少一个让人羞耻的欲望。这非常符合笛卡尔教导我们的原则："所有我能非常清楚、明白地看到过的事情都是真的。"无论在健康的人身上，还是在精神病患者身上——不管他们的病是轻还是重，这样的防御机制确实导致了许多心理现象的发生，但并不能证明这些防御机制是精神疾病的根源。强迫性思维确实与患者本身的心理成长史有关，但这不能证明疾病发作的根源是心理性的。

弗洛伊德自己并不认为单单精神分析学就可以解释强迫症的根源，他认同心理发展过程中产生的异常有可能是生理原因导致的。

几个关于生理因素的事实[1]

除了一些理论上的讨论，还有些研究人员观察到的事实，证明完全用心因性因素解释强迫性神经症（即发病机制完全是

1 Hantouche E., Gueguen B., Martinot J.-L., Gasnault J., «Arguments en faveur d'un dysfonctionnement cérébral dans le trouble obsessionnel-compulsif: revue et synthèse de la littérature», *L'Encéphale*, 1990, XVI, pp.23-30.

心理原因）是行不通的。

首先，一些精神科医生注意到一些脑部病变会导致强迫症发作。1919年至1926年间，由冯·埃科诺莫（Von Economo）发现的甲型脑炎大流行，这种脑炎极有可能由一种病毒引起，许多患者在后来几年中出现了强迫症。[这种脑炎会引起其他神经系统疾病或更严重的精神病。感兴趣的读者可以阅读奥利弗·萨克斯（Oliver Sacks）的《沉睡五十年》（*Cinquante ans de sommeil*）[1]，这本书后来被罗伯特·德尼罗和罗宾·威廉姆斯翻拍成电影《苏醒》。]

脑血管发生意外、神经外科手术、颅外伤，都有可能让患者患上以前从未得过的强迫症。

此外，还有一个有力的证据证明强迫症发病的根源是生理性的：有些药物会引发强迫症，反过来有些抗抑郁药物可以让患者在进行短短几周的治疗后，症状马上减缓或消失。研究发现，对强迫症最有效的几种抗抑郁剂，都有一个共同的机制，它们改善一种特殊的神经介质——血清素的新陈代谢。目前已有至少十五项对比研究显示，激活血清素的药物氯丙咪嗪对抑制强迫性思维非常有效。另外两种激活血清素的抗抑郁剂如氟伏沙明和氟西汀，似乎也很有效。这样算起来，以前被认为无

1 Sacks O., *Cinquante ans de sommeil*, Paris, Le Seuil, 1987.

法医治的疾病现在至少有三种可以使用的药物。[1]

需要注意的是，对强迫症最有效的氯丙咪嗪从1972年开始就被用来治疗抑郁症，但到了80年代，才发现它对强迫症特别有效，医生才按照所需的剂量把它当作处方开给患者。让强迫性思维消失所需的剂量往往比治疗抑郁症的剂量要大一些。

最近新的大脑造影术让研究者们多了些证据，证明强迫症由生理因素引起。正电子扫描可以得到真正的大脑新陈代谢图，从强迫症患者的扫描图中可以看到大脑的左眶额回和尾状核区的新陈代谢非常活跃。[2]这些发现给进一步的研究奠定了基础，后来的研究发现使用氯丙咪嗪[3]和氟西汀[4]这两种抗抑郁剂进行治疗后，患者脑中的新陈代谢异常消失了。

亚西西的圣法兰西斯[5]特别出名的一点就是赞美动物，他认为动物是上帝创造的，需要人类的爱护和尊重。“狗是我们

---

1 Brochier T., Hantouche E., «Analyse critique des études pharmacologiques contrôlées dans le trouble obsessionnel-compulsif», *L'Encéphale*, 1989, XV, pp.325-333 (troubles obsessionnels compulsifs).

2 Baxter L. R., Jr, Phelps M. E., Mazziontta J.-C., Guze B. H., Schwartz J. M., Selin E. C., «Local cerebral glucose metabolic rates in obsessive compulsive disorders», *Archives of General Psychiatry*, 1987, 44, p.211.

3 Benkelfat C., Nordhal T. E., Semple W. E., King A. C., Murphy D. L., Cohen R. M., «Local cerebral glucose metabolic rates in obsessive compulsive disorder: patients treated with clomipramine», *Archives of General Psychiatry*, 1990, 47, pp.840-848.

4 Hoehne-Saric Rudolf, Pearlson G. D., Harris G. J., Machlin S. R., Camargo E. E., «Effects of fluoxetine on Regional cerebral blood flow in obsessive compulsive patients», *American Journal of Psychiatry*, 1991, 148, 9, pp.1243-1245.

5 Saint François d’Assise，也可译为圣方济各或圣法兰西斯。天主教方济各会和方济女修会的创始人。他是动物、商人、天主教教会运动以及自然环境的守护圣人。——译者注

的兄弟，云雀是我们的姐妹。”而人和动物的这种情谊甚至到了分享心理疾病的地步，其中包括强迫症。朱迪丝·拉波波特在一份报告中指出，狗和鸟类有时会有和人类的强迫症类似的惊人表现，有些狗不断舔自己的爪子，有些鸟不停地拔自己的羽毛，或毫无目的地收集各种落叶和树枝。除症状相似之外，动物和人还有更惊人的相似之处：让狗和鸟服用减轻人类强迫症症状的抗抑郁剂之后，它们居然停止了舔爪子、拔羽毛的行为。

这再一次说明，精神医学应该成为最关注动物行为学的学科。现代精神医学手册里有一章专门解释动物生态学，即研究动物行为的学科。

所有这些证据都支持强迫症发病的原因是生理性的，但这并不意味着心理因素不是强迫症发作的原因。我们可以这样猜测：患者的体质可能本来就易发强迫症；此外，他童年的某些经历也是发病的原因，但这需要我们去研究和了解患者的童年和家庭环境，并用健康人的童年和家庭环境与之进行对比。此外，有些心理分析学家描述过强迫症患者被心理分析疗法治愈的案例（例如弗洛伊德的“鼠人”），可惜的是，这些案例并没有形成足够多的样本量让学者进行对比研究。实际上，强迫症患者进行心理分析治疗失败的例子不胜枚举。今天，甚至有许多心理分析学家都认为，心理分析不是强迫症的首选治疗方案；具有大量精神分析学科背景的精神科医生所在的美国精神医学学会对于强迫症的治疗首推氯丙咪嗪、氟西汀和行为疗法，这些药物和治疗方法治愈患者的概率非常高。

治疗

治疗强迫症的行为疗法的主要原理，是让患者循序渐进地暴露于令他焦虑的场景中，同时要阻止他做出强迫症仪式。这种疗法叫作暴露与反应预防疗法[1]，需要患者自愿自发地配合治疗。比如，对有强迫性清洁需求的“洗手”患者，这种方法帮助他长时间地触摸他认为脏的东西，并且不让他洗手。“脏”东西可以是地面、患者自己的鞋垫，或只是简单地让患者一段时间内不可以洗手。如果接触“脏”东西的时间够长，就可以降低患者完成清洗仪式的需要。慢慢地，患者就会习惯接触“脏”东西，控制自己清洗的需求。

这个过程在患者自己的日常生活里是不可能发生的，因为他总是逃避令他害怕的情形或为了减轻焦虑而完成某个仪式。而这种逃避或仪式在当下确实可以让他感到轻松，这就再度让他确认自己的想法是对的：唯有仪式才能减轻痛苦。有的患者亲友会鼓励患者不要再去做那些仪式，直接面对他害怕的

1 Cottraux J., «Obsessions et Compulsions», *Thérapies comportementales et cognitives*, Paris, Masson, 1991, pp.115-122.

场景，但患者通常很反感，因为这样的限制在他看来是无法忍受的，亲友的要求反而让他觉得自己不被理解。玛丽的丈夫跟她解释，她自己打开信封没有任何风险，但这样的解释根本没什么用，她还是害怕，碰都不肯碰一下信封，或坚持要用消毒水洗手；这样的对话最终以两个人大吵一架、精疲力尽收场。

一般情况下，患者在治疗过程中比较容易接受暴露在令他焦虑的情形下，因为在场的专业治疗师让他安心，而且治疗师设置的情形是循序渐进的。这与生活场景完全相反，生活中发生的事都是难以预期的。

暴露与反应预防疗法可以治疗拥有各种类型仪式的患者。为了保证治疗的效果，每次治疗的时间需要很长，而且每周重复好几次。严重强迫症的密集行为疗法由二十至二十五次的治疗单位组成，每单位治疗时间两到三个小时，每周至少要有两到三次的治疗。研究指出，每次治疗的时间越长（超过一个半小时），间隔越短，治疗的效果越好。精神科医生就诊的时间通常是每个患者三十至四十五分钟，这样的治疗频率和时长不适合医生的日程安排。所以有经验的行为治疗师可以安排治疗进度和其他相关问题，但治疗师本人没必要每次进行暴露与反应预防疗法治疗时都在场。只要受过这方面的专业训练，并且和患者有良好的关系的医护人员在场就可以。研究证明，由受过这方面专业训练的护士对患者进行暴露训练，达到的效果和精神科医生或心理医生在场时相同。[1]

为了让更多的强迫症患者得到行为疗法的治疗，医生除了要努力把治疗单元更好地排进他日常的行程安排中，也需要培训护士成为能执行训练技术的人，这样才能组织好整个治疗过程。通常一些焦虑症的行为治疗机构都有这些服务，而在法国，此类机构也越来越多了。

那些并没有外在强迫性行为的强迫症患者怎么办呢？对于几小时重复某一个心算或不断回忆上个星期进行过的某个谈话的细节的患者，医生可以提供什么治疗方案呢？

我们可以使用另一种称为“思维阻断法”[2]的治疗方法，就是训练患者在强迫想法出现时对自己说“停”，然后立刻想别的事或去做别的事。通常，在患者自己喊了“停”之后，强迫想法几秒钟后会再度出现，患者就要再次对自己说“停”。停止思想的训练有点像运动训练，一开始令人非常不舒服，但只要治疗师能够说服患者坚持操作，我们就会看见显著的改变。

玛丽的强迫症不是任何一种典型的强迫症，她的仪式相对比较克制，每天清洁和消毒的时间未超过两个小时，这比起其他一些常年受强迫症困扰却从未被有效治疗的患者来说，根本算不得什么。此外，引起她强迫性思维和强迫性行为的恐惧是

1　Marks Isaac, «La prise en charge des malades névrotiques», *Traitement et prise en charge des malades névrotiques*, traduction française de Yvon-Jacques Lavallée, Chicoutimi, Gaëtan Morin Éditeur, 1985, chap. 9, pp.275-316.

2　同本书第176页注1。

害怕被传染得癌症，虽然不科学，但仍算合理。其他很多患者完成一些仪式是完全找不出理由的，他们不清楚理由，却非得这样做不可，例如有人强迫自己记住前一天所有对话的内容。所有这些仪式中有一个共同点，就是他们都在寻找确定感，但不管他们怎么做，无数次的确认也好，不断地去重复记忆也好，这些仪式根本无法让他们确保一切无误。精神科医生埃斯基罗尔称强迫症为“疑心的疯病”。

玛丽的暴露与反应预防疗法治疗过程如下：首先，我们帮玛丽列了第一张焦虑清单，清单上的物品或人是她现阶段最能够面对的，我们依据她感受到的焦虑程度给这些物品或人排序。第一代表最不焦虑，然后焦虑程度依次递增：

第一，医生办公桌的桌面

第二，全新的信封

第三，她自己的病例卡

第四，别人的旧病例卡

第五，办公桌上的电话

第六，一个治疗师的双手

第七，沙发的扶手

第八，沙发的靠背

第九，医生办公室的地面

第十，办公室的门把手

在玛丽看来，办公室的门把手是让她最焦虑的东西，因许多不认识的人都碰过，其中有很多是来看病的患者。而碰医生办公室的桌面相对来说最不让她焦虑，因为能碰到桌面的主要是医生，医生这个职业对她来说就是一种保障。她自己也知道这很不合理，谁可以保证医生不会是癌症的潜在患者呢！

第一次的治疗单元开始了。玛丽坐在办公桌旁边。

“来，现在您可以脱掉您的手套了。很好，非常好。”

“我感觉不是很好。”

“为什么？”

“手上没戴手套感觉很不好。我已经有好几个月没有在外面这样不戴手套光着手了。”

“这对您来说确实是一种新的感受。您已经突破了第一步，您自己意识到了吗？”

“是的。”

“现在，请用手碰办公桌。就是那里，靠近您的地方就可以了。”

“我做不到。”

“我们现在来给您的焦虑从0到10打分，0代表的是完全平静，您一点儿也不担心，10代表的是非常焦虑，是您能感受到的最焦虑的程度。您给自己现在的焦虑打几分？”

“6分。”

“好的，很好。您等下就知道了，一旦您碰了办公桌，焦虑会降低。试试看，来碰一下桌子，这不会给您带来任何风险。”

玛丽伸出一只手指，迟疑了一会儿，然后碰到了桌子。

“太棒了！您做到了！”

“是的。”

“好了，现在，我请您重新再做一遍，但这次，请您把手指留在办公桌上。试试看吧。”

玛丽把她的手指放在办公桌上，停在那里。

“您现在的焦虑有几分？”

“8分。”

“我知道这很难，但请不要放弃，您的感觉会慢慢好起来的。请试着用其他几个手指尖碰桌子。”

我说完之后几分钟，玛丽一动不动，接着在我们的鼓励下，她把拇指和食指放在了桌子上。

“现在，您的焦虑分数是多少？”

“5到6，我想。”

“比刚才少了？”

“对。”

“您看，您的焦虑程度下降了。这就是改变的开始。您跨出了很大的一步！”

几分钟后，玛丽可以把整只手平摊在桌面上，而焦虑程度只有4分。接着，我们进入了第二项，患者挑战摸一个新信封。就跟碰桌子的过程一样，她慢慢才习惯把信封拿在手上。

“太棒了！现在我们进入下一步，我希望您拿着我今天早上收到的信。就是那封，摆在最上面的，我还没有拆开它。”

她刚才拿了新信封，这动作帮助她接下来拿起我的这封信。我收到的信封形状和她刚才拿的几乎一样，只是里面有信。

“太好了！您现在的焦虑程度是多少？”

“6分，我想。”

“您意识到了这是邮局寄来的信吗？应该有很多人碰过。”

“请您不要说了，我宁愿不要想这些。”

“要想。您需要清楚意识到有多少人碰过这封信：寄信者、邮电局的员工、医院分发信件的人，还有早上工作的秘书。”

“这太难了。”

“您现在的焦虑程度是多少？”

“8分。”

“我知道这对您来说非常困难，但让我们继续下去，您的感觉会好起来的。”

十分钟后，玛丽说她的焦虑程度只有3分了。

“您做到了，实在太棒啦！”

“我不会再做一遍的。”

“真的吗？我不这样想。现在，请不要放下这封信，我希望您打开它。”

“打开它？但这是您的信啊。”

“您只要不看内容就好了。”

“可这样做我会很不舒服。”

“为什么？您害怕碰里面的信纸吗？”

“不是的……碰信纸不比碰信封更难。”

“那您为什么会觉得困扰？”

“呃……这样我就不得不用另外一只手了。”

“您的左手？”

“是的。”

“为什么这让您不舒服？”

“因为我要确保这只手是干净的。”

“干净？”

玛丽告诉我们，她出门戴着手套的时候，用右手碰必须得碰的高“传染体”，比如钱、需要推的门、商店里买的东西；而她的个人物品都用左手触碰：手提包里面、钥匙、口袋里面、眼睛。为了避免发生交叉传染，她绝不会用右手的手套去弄脏左手手套。她说出这些细节的时候，表情尴尬极了。

“我把这些说出来，自己都觉得这些行为太可笑太荒唐。”

“一点儿也不会。您生病了，这是病症的一部分。但您看，就在今天早上，您取得了很大的进步，您可以重新控制自己了。”

“进步了一点点，是的。”

“那么现在，您试试看用两只手拿这封信。”

大概五分钟之后，玛丽就自己打开了信封。

第一次的行为疗法就结束了，这个过程总共持续了一个小时多一些。我给玛丽留了第一份作业：回家之后，她要自己打开信件，就像她刚才所做的那样。

在进行第二次治疗单元的时候，她告诉我们，连着三天，她都可以自己拆信，这让她的丈夫非常吃惊。

在接下来几次治疗单元中，我们让玛丽脱掉手套，按清单上的顺序一项项碰那些物品，而她回家就练习摸地面，自己拆开信件。但她还是戴着手套出门。同时，她一直服用氯丙咪嗪，而且药物剂量不断加大。

她跟我们表示，她觉得自己总体上不再那么焦虑了，尤其在不小心接触了“传染体”时（比如在超市，年纪大的收银员为了帮她把东西放入购物袋内碰了她买的东西），她想这件事只有几分钟的时间，而不是像之前那样会想好几个小时。

行为治疗以每周两次的频率继续，帮她减少规避行为。

护士雅克和见习医生苏菲接手，轮流为玛丽做行为治疗，治疗通常以两小时为单位，有一部分在医院外进行。他们陪着玛丽去超市买东西，鼓励她不戴手套去碰商品。接下来有一个非常重要的突破，她可以把购买的东西放在结账台的滚动带上，让收银员拿这些商品扫码并结账。还有一次，她用手接过报刊亭老板找的零钱，报刊亭老板在她原来的观念里是非常有“传染性”的！

两次治疗之间，她需要在自己的日常生活中练习治疗后已经做到的一些动作，并被我们要求：若接触了“传染体”，她要尽可能延迟去“消毒”。我叫她把每次消毒所用的时间、消毒水和酒精的量都记录下来。这些数据能够让我们客观地看到她在进步。

治疗进行了两个月，也就是说她参加了大约十五次的治疗单元，氯丙咪嗪吃了一个月，她差不多能按照正常人的习惯去买东西，在家里用酒精和消毒水“消毒”的量减少了一半。她估算自己想到死亡的次数也比过去少了一半。

有一次她先生陪着她来治疗。玛丽的先生是个非常活跃的男人，可以说有些没耐心，但很努力地试着去理解自己的太太。我向他解释了治疗的原则，并与他讨论了之后他要怎么做才能帮助玛丽进步，包括需要他肯定妻子所做的努力，不批评她。丈夫开放、配合的态度非常宝贵，对治疗帮助很大。

就在这一天，玛丽离开时握了我的手。

接着要面对的，是玛丽无法在外用餐、无法接受朋友的邀请、无法去酒店度假等问题，这样的情况对他们来说是一个很大的障碍，非常影响夫妻的日常生活。

因此我们开始了一个新的暴露治疗内容：在雅克的指引下，玛丽一点点适应去拿医院咖啡厅的杯子，接着再慢慢习惯拿这个杯子喝水。接下来的治疗单元中，她在苏菲的陪同下去了附近的咖啡馆，并成功地在那里喝了杯气泡水。

此外，玛丽和母亲已经很久没有身体接触，这让她们彼此都非常痛苦，所以我们决定下一次的治疗，玛丽的母亲要一起来。

那一天，她们俩一起坐在办公室里，但女儿非常谨慎地让自己的椅子离母亲的椅子有一段距离。母亲一边听我们解释玛丽的病情，一边流眼泪。她注意到玛丽比起刚来做治疗时进步很多，但玛丽还是不让她碰自己的外孙，更别说亲他了，这让她非常痛苦。而且，玛丽的母亲很自责，觉得都是因为自己在玛丽小时候对她保护过度，才导致她今天得了这样的病。这下轮到玛丽哭了，她也觉得特别对不起母亲。我们就让她们俩充分地表达对彼此的愧疚感，除此之外，在这次的治疗单元中，我们没有再做别的事。整个过程中，玛丽一直谨慎地与母亲保持着距离。我请玛丽下次带着儿子一起过来。

后来一次的治疗单元在会议室中进行，会议室很大，旁边一圈都是椅子，中间则是一块空地。我和苏菲、玛丽、玛丽的母亲坐在椅子上，彼此之间都有几张椅子的间隔。玛丽的儿子很快就适应了这个新场景，他好像特别被苏菲吸引，而苏菲本来也特别喜欢孩子。

玛丽跟儿子稍微说明了一下情况，就让他自己走过整个会议室去找苏菲，苏菲握住了孩子的手。

“您现在的焦虑程度是多少了？”

“3分。”

“很好。那如果苏菲抱您的儿子呢？”

“不会更焦虑。”

玛丽看着这个医学生把她的孩子抱在怀里，亲他。这个场景持续了好长一段时间，直到玛丽的焦虑降为0分。孩子认识了新朋友，似乎很高兴。

“现在如果小皮埃尔去找他的外婆呢？”

“别亲他。”玛丽说。

“好的，只是握住他的手。您的焦虑程度到多少了？”

“7分。”

“您会感受到焦虑降低。好，太太，您可以叫您的外孙了。”

“皮埃尔，皮埃尔，到外婆这里来。”

小男孩朝着外婆飞奔过去。外婆忍住没有亲外孙，只是牵住了他的手。

“现在的焦虑程度是多少？”

“8分。”

“好的，我们现在等一下。”

祖孙俩玩着拍手的游戏，直到玛丽看着他们时，焦虑降到差不多4分。

接着，小男孩很快就向妈妈跑来，想要妈妈抱他。他向她伸出手来，这双手被外婆的手接触过，因此已经被“传染”了，妈妈向后退了退。接下来一秒钟，妈妈一动也不动，小男孩困惑地看着她。她焦虑地看着我们，然后把他抱在了怀里。这是几个月来，玛丽和母亲第一次有了间接的接触，玛丽的小儿子做了她们的中间人。

后来我们又用了一个治疗单元，让玛丽接受母亲抱着自己的儿子，亲他。

再接下来的一次，玛丽和她母亲可以手牵手并排坐着，但两个人看上去都很尴尬。

“您给您现在的焦虑程度打几分？”

“7分。对不起，妈妈。”

“没关系，别担心。”

母亲自从明白了女儿跟她保持距离不是因为对她有敌意，而是因为生病了后，现在能够更好地接受这种距离感。

这是第十七个单元，玛丽不断取得进步，到后来，母女俩可以紧紧相拥，这是她们彼此都很渴望的亲密接触。这次的治疗单元快结束时，玛丽有了新的可以做和不可以做的清单：

——可以不戴手套出门。

——在超市可以不戴手套买东西。可以自己想办法拿着商品让收银员扫价签结账，就算收银员碰了商品，她也可以忍受，但回到家后要把该商品放置四十八小时后才能使用。

——可以毫不焦虑地打开信件。不焦虑地拿钱，前提是拿给她钱的人是她认为“安全”的。在接触了“不安全”的人之后会感受到洗手的需要，但并不焦虑。

——可以在看上去很干净的酒吧喝一杯饮品，例如在大酒店的酒吧。

——可以和朋友及家庭成员握手。

——可以去朋友家吃晚餐，虽然一开始带着焦虑去，但吃饭的过程中焦虑感会降低。

——关于消毒：不是任何情况下都消毒，只在外人碰了她的“个人性”物品之后进行消毒。比如说汽车修理工碰了她车上的方向盘，或水管工来修理时碰了水龙头。

她每周消耗的酒精和消毒水的量减少到原来的四分之一。

随着治疗的进行，玛丽的生活渐渐恢复了正常，至少现在，她不是痛苦地度过每一天。剩下的，就是最后一步：玛丽的丈夫很希望他们可以去某个酒店过周末，或去度假，因为他很享受出去度假不用做任何家务的时光。在玛丽生病前，出于这个原因她也很喜欢去酒店度假，只是生病之后，他们就再也没有去过了。要睡在很多人用过的床单上——虽然这些床单都被洗过了；要用很多人用过、碰过的厕所、浴缸；在吃早餐时要用曾被很多陌生人放入嘴中的小勺子……一想到这些，她还是觉得自己没有准备好。

我们就建议她开始一个新的暴露疗程，让她慢慢适应医院的餐具，并可以躺在医院当天空出来的病床上。

“嗯，确实有必要。我知道需要这样做，但我有点累了。”

“您的意思是，来医院做暴露治疗让您感到疲倦？”

“有点儿。我现在感觉很好，我也重新去工作了。我丈夫对我目前的情况很满意，而……”

“去度假也不是那么紧急的事。”

“对啊，而且我们从来不在圣诞节时出去度假。”

“我明白。那么，我们就把这个计划放一边，等您有需要的时候再说。”

“好的，就这样决定吧。”

之后，玛丽每个月定期回来看诊一次，主要聊一聊她觉得有困难的地方。她也继续吃抗抑郁剂，在日常生活里对许多情况的应对和反应也越来越正常。她还是有几个关于“传染”的坚持，但其频率和强度比起以前都降低了很多。只有知道她有强迫症或非常近距离观察她的人，才能看出来她有些不太对劲的地方，例如，她用右手接触她认为“脏”的人或物，左手接触“干净”的人或物。但这些习惯并不干扰她正常的生活。她重新开始工作了，而且开始和很多朋友见面。

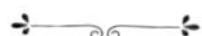

50% ～ 70%的强迫症患者在做完行为疗法整个疗程后取得了很好的治疗效果，生病时要戴着手套出门的玛丽，也是这些患者中的一个。但她同时接受了氯丙咪嗪药物治疗，这种药物也改善了很大一部分患者的病情。[1]所以到底哪种疗法起了主要的治疗作用呢？以玛丽的病情来说，如果我们只给她做行为治疗或只进行药物治疗，情况会怎么样呢？

这些问题是研究人员在一些对比研究中提出的，他们对不

1　同本书第176页注1。

同患者进行不同的治疗，再对比治疗结果的有效性。最近的研究倾向于得出这样的结论：行为疗法和氯丙咪嗪结合治疗的效果比单独使用行为疗法或单独使用氯丙咪嗪的结果更好；氯丙咪嗪似乎对减少强迫性思维和思想上的仪式（心算、记忆、强迫性想法）非常有效，而暴露与反应预防疗法对减少行为上的仪式比较有效（洗手、整理、重复检查等）。

作为精神医学领域的病症，强迫症提出的挑战却是面向好几个领域的：激活血清素的抗抑郁药剂对强迫症发生作用的机制是什么？我们可以认为强迫症是大脑处理信息异常造成的，为什么普通人可以确信自己关了水龙头，而强迫症患者就算确认了无数遍仍然无法确信水龙头已经关好了呢？新的脑部造影术观察到的强迫症患者脑部异常对应的症状具体是什么呢？人类的强迫症和动物那些采集、整理的“仪式”之间有什么关联？研究人员正在致力于找出这些问题的答案。知道这些不仅让我们对强迫症有更进一步的了解，也是对人类神秘的精神世界的一种探索。[1]

玛丽来诊疗的频率越来越低。有一段时间连着几个星期，我们都没有玛丽的消息。有一天早上，我在办公桌上看到一张来自摩洛哥的明信片，明信片正面的照片上是一个柏柏尔人喝着广场水泉里的水，背面写着：“我还没办法做到这种程度，

1 Cottraux J., *Obessions et compulsions, nouvelles approches théoriques et thérapeutiques*, Paris, PUF, 1989.

但我们已经好几年都没有像这次这样愉快地度假了。”

一年后，玛丽停药了。停药后三个月，她变得越来越频繁地戴上手套出门，然后她马上来医院看医生了。接着我们就重新开始药物治疗，再加上几次暴露与反应预防疗法，这一次，她的症状很快就改善了，比第一次进行治疗时快得多。

自此，玛丽继续接受治疗，同时期待着，有一天她真的能重新获得完全的自由。

第七章

镜子里的世界

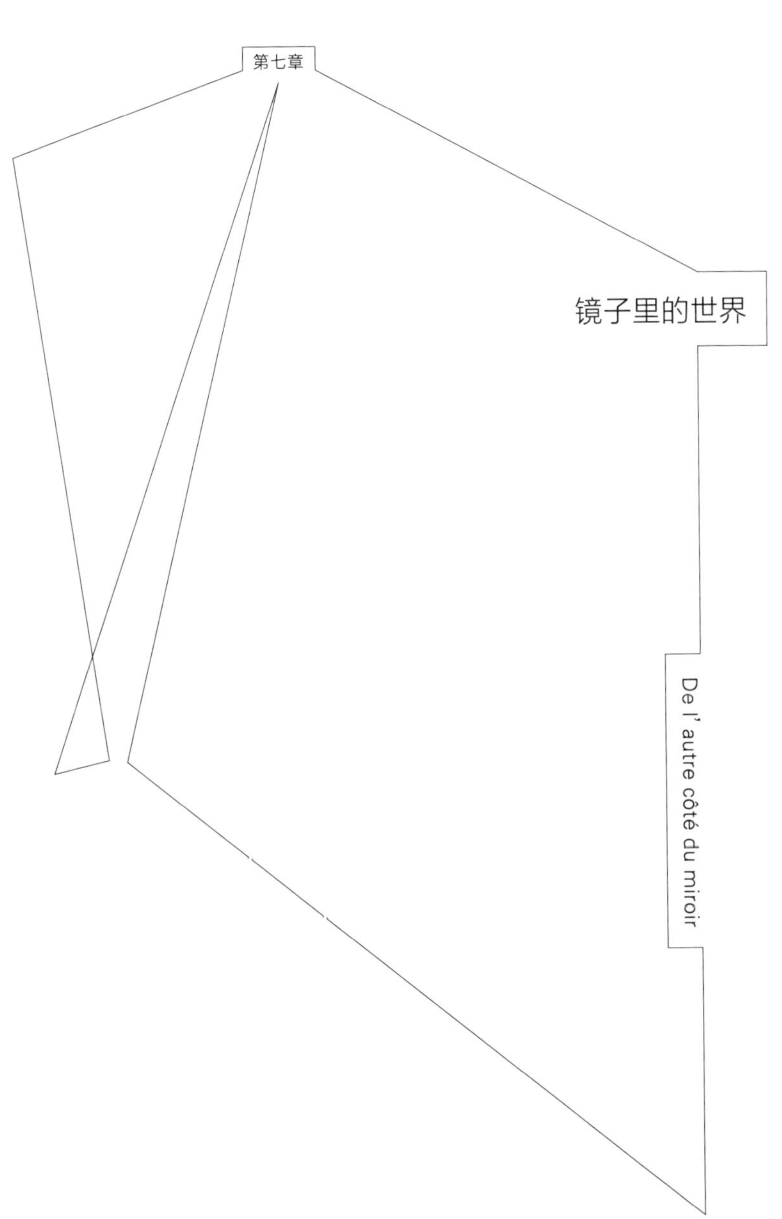

De l’autre côté du miroir

克里斯提安曾是个非常有礼貌的年轻人。对邻居彬彬有礼，自己整理床铺，从不会把客厅弄得乱七八糟，也从未发过脾气，或被罚留在学校。在学校的联络簿上，每年老师的评价都是“认真”“专心”。他数学很好，每次当他妹妹遇到数学上的困难时，他都非常乐意帮忙讲解。每天晚餐后，他擦桌子，他爸爸倒垃圾，妈妈和妹妹负责洗碗。晚上他从来不出门，也不像大多数的同龄人那样把音乐的音量放到最大声；从不带乱七八糟的朋友回家（实际上他没带过任何一个朋友回家），没有女朋友，总是和父母一起度假。总体上来看，他曾是一个非常听话的孩子，过去一直都是。

既然一切都那么好，为什么要破坏这个形象呢？

他躺在床上，听着黑夜里的声音，听到墙壁另一边有吱吱嘎嘎声，那是他妹妹刚刚上床睡觉的声音。更远一点儿，有浴室热水器的嗞嗞声。父母的声音从天花板上传下来，爸爸低沉的说话声，然后是妈妈轻声细语的回答——几乎听不清他们在说什么。还有天花板和墙壁传来的嘎吱声，仿佛是它们入睡前伸展了下筋骨。

黑暗中有无数双睁开的眼睛，他留心地看着它们。

他先是听到有辆车从远处开过来，在空无一人的街道上行驶，车上传来尖叫声、音乐声，声音大得仿佛就在他耳边。车在街道的另一边转了个弯，开远了，在转弯处还加快了速度。马达的声音渐行渐远，慢慢完全地融入黑夜的沉寂之中。

接着，他又听到从街上传来的喧闹声。有一群人，他们或低声窃笑，或放声大笑。他们从哪里来？好像有很多很多人。人群像海浪一样，一个大浪把他们的咆哮声送到他的窗口。他感到人群离他越来越近，好像人头带着闪光的眼睛，像大浪一样向他扑来；他们大叫着、大笑着，好像海浪升得越来越高，越来越靠近天空，夜空被海浪的泡沫撕扯成无数片，只剩下深不见底、黑黝黝的大海仍然在那里。起起伏伏的人头，仿佛浪潮一般沿着湿漉漉的墙壁攀爬上来，似乎很快就要打破玻璃，淹没他；又像一座咆哮着的液体山脉，马上要在他面前裂成两半，吞灭他。

突然，一切都停止了，只剩下夜的寂静。是不是人头组成的浪潮也在他头上的某处停住了呢？这些张着嘴静止在那里的人头，在黑夜中戛然而止的人头垂悬物，像被时间定格了；是不是只要他稍微一动弹，他们就会像黑色的瀑布突然砸下来，压在他身上！不可以动，保持静止状态！尽管汗水湿透了被子，尽管他真的很想出声求救。

他的心灵似乎也像人头组成的浪潮一样停止了，他处在微妙的平衡中，似乎一点点动作就能打破这个平衡。他的心灵就是那个浪，要用尽全力，才能不让整个精神世界坍塌。只要一个小小的动作，一个小小的意念，所有一切都会覆灭，他的意识中就会出现成千上万个声音，而他完全没办法把这些意念整合起来。就这样一动不动，绝对不可以想任何事！

突然，有一个声音，就在他耳边，那么近，轻声地说着什么。他听到了，这个声音就在他的脑中，就像耳鸣一样。接着第二个声音，第三个；嘲讽，嗤笑。他们的喧哗声越来越大，好像行军的队伍越走越近。他的脑袋仿佛变成一个无底洞穴，嘲讽的回声像隆隆雷声充斥着这个无底洞。他无法控制自己的思想，它们仿佛流向各个方向的小溪，消失在黑黝黝的大海中。他无法抓住它们。很快地，他脑中只剩下那些嘲讽的声音，他的身体开始缓慢在虚无中落掉。他无止境地下落。

G.太太跟我约了见面，我和住院实习医生一起见了她，问她来的原因是什么。她说希望跟我们聊聊她十九岁的儿子。

“他自己不想来吗？”

“是的，我要他跟我一起来，但他不肯。”

“是什么原因让您觉得他应该来呢？”

“哦，这个故事很长……”

G.太太非常激动。她长得很高，瘦骨嶙峋，蓝色的大眼睛，脸上的表情平常应该很柔和。她五十岁左右，二十五年来都在同一家银行当雇员。她看上去很矛盾，一方面似乎因儿子非常难过，一方面又信心满满，希望我们医生有能力做些什么，解决她烦恼的事。

“您的意思是您的儿子完全不出门了吗？”

“是的，他拒绝出门，连房门都不出，一整天都在听音乐。”

几个月前，情况变得严重起来。那时，克里斯提安刚进入大学读法律专业。他本来不知道要读什么专业，他父亲是一个工业工具制造厂的仓库管理员，没有读过大学，跟他说法律总是有用的，他就选了法律专业。直到这之前，他的学业都相当顺利，虽然从高二开始成绩不如以前，但勉强考上大学，算是没出任何岔子。

“他读高中时有朋友吗？”

“没什么朋友。他很内向，从未带朋友回家过。但我向您保证，我一直跟他说，只要他愿意，可以邀请朋友来家里。”

“他怎么度过假期呢？”

“他跟我们和他妹妹一起过，或者去鲁瓦扬我的弟弟和弟妹家。我送他去了两次英国，回来后他很高兴。您知道，他是个很容易带的孩子，他也喜欢独处。实际上，跟他的爸爸一样。”

克里斯提安进入大学几个星期后，跟母亲说不喜欢法律，很是垂头丧气。母亲跟他说现在要换专业太晚了，如果他努努力接着学，肯定会发现法律很有趣的。克里斯提安看上去并没有被母亲说服，G.太太就跟丈夫说了这件事。父亲问克里斯提安，是不是对别的什么专业更感兴趣，他却突然生起气来，径自回了房间。当天晚上，父亲试图和克里斯提安谈论这件事，但他说自己觉得很累，拒绝谈论一切相关的事，说等感觉好一些会马上回学校的。接下来几天，克里斯提安白天都待在房间里没出来。他母亲为此非常担心，但不敢表现得太明显。她偶尔去敲敲克里斯提安的房门，可他一句话也不回答，她只好下楼躲在厨房里哭。每次晚餐前，父亲都来找他下楼吃饭。一开房间的门，就看到儿子躺在床上用立体声耳机听音乐，或者是睡着了。吃晚餐的时候，他完全不参与大家的谈话，一吃完饭马上就回房间。而且，他也不太洗澡了，妹妹抱怨说哥哥的房间传出很臭的味道。兄妹俩常常因此吵架。有一次他们俩又吵架，吵着吵着克里斯提安突然从妹妹眼前走开，去浴室把镜子打碎了。母亲再也受不了了，跟父亲商量了一下，决定让他们的家庭医生来家里看看。

家庭医生在克里斯提安很小的时候就认识他，他来了之后和克里斯提安谈了一会儿，克里斯提安嘟哝着回答医生的问题。他重复说，这段时间来他觉得很累，希望大家就让他安静地休息。医生给他做了检查，没有找出任何身体异常的地方。医生试着让克里斯提安说出心里话，但后者拒绝更深入的谈话。医生有点困惑，也有些担心，向父母询问了克里斯提安最近几个星期的情况。他们描述了儿子是怎么把自己关起来不见人的。医生越听越觉得不安，离开前告诉他们一定要赶快和他提到的这个精神科医院联系，联系上之后要打电话告诉他后续的情况。

医生离开后，父母亲就把医生的建议放在了一边。他们很信任他们的家庭医生，但一听到“精神科”三个字就有点害怕了。他们的儿子没有疯啊。他们决定让克里斯提安自己安静一阵子，如果情况再严重起来，再打电话给家庭医生。

父母认为他好好休息一下就没事了，他会变回原来的样子的。

接下来的日子，克里斯提安甚至在吃晚餐时也拒绝离开房间，说是太累了。他等父母和妹妹都吃完离开餐桌后，才自己下来找冰箱里的东西吃。他又重新开始洗澡，但洗的时间非常长，长得过分。妹妹很生气，因为哥哥占着浴室太久，她没办法洗澡。克里斯提安起床的时间越来越晚，白天甚至根本不起床，除了用很短的时间去厨房找吃的。他还会等家里其他人都睡了之后，去客厅看电视，直到电视台深夜停播为止。G.先生和G.太太都觉得情况已经到了无法忍受的地步，他们不断提醒克里斯提安，但他什么都不听，转身就回房间。家里每个人都觉得日子无法这样过下去了，但没有人知道该怎样让克里斯提安开口。

一天晚上，妹妹被克里斯提安在隔壁房间大声讲话的声音吵醒了。她走到哥哥的房门口，听到他似乎在跟一个人吵架，但很明显房间里只有他一个人。她吓得躲回自己的房间，整夜睡不着。第二天早上，母亲发现克里斯提安一个人坐在厨房里，眼神空洞。她问他怎么醒得这么早，他哭着回答说，他的思想被大街上路过的人控制了。G.太太吓坏了，打电话给家庭医生，后者重复了他之前的建议：马上去看精神科医生。

“他拒绝跟您一起来？”

“今天他拒绝了，他说太累了。”

“您可以再次请他过来吗？”

“我试试看，他父亲也会试试的。”

“好的。如果他愿意来，请告诉我。”

我陪着G.太太走到办公室门口。她握住我的手的时候，眼泪在眼眶里打转。

“他是……那么乖……的孩子。”她哽咽着说。

第二天，我去候诊室的时候，看到G.太太带着一个金发、脸色阴郁的高个子男孩子。他脸型窄长，头发散乱，眼里闪着奇怪的光。他跟着我们来到办公室，坐下来，低头看着自己摆在膝盖上僵硬的双手。他的脸又瘦又苍白，看上去累坏了。我在他对面坐下来时，他瞟了我一眼，眼神充满了紧张、害怕；但很快就不看我了，低头重新去看自己的手。

“克里斯提安，您能来我非常高兴，因为我知道您很累。我们来聊聊吧。”

“……好。”

他又不安地看了我们一下，仿佛希望通过这个眼神说明他一切的忧伤，他用言语说不出来的忧伤。

对话进行得非常困难。克里斯提安经常不回话，或只在沉默了很久很久之后才回答。他偶尔用苍白无力的眼神看着我们，一副非常吃惊的样子，好像我们说话的语言他听不懂一样。有时，他说话说到一半，突然就停了下来，好像被吸回到他神秘的精神世界里去了。

“克里斯提安，您想说什么？我没听明白。”

“……我不想去上大学。”

“好，但是为什么呢？”

“……有太多人。”

“您在人群中都感到不舒服吗？”

“……不……是有些人……我周围……”

“是在家里的人吗？”

“……他们妨碍我……我的房间……”

“您的房间怎么了？”

克里斯提安突然不说话了，好像听到什么让他惊讶的事。我耳朵凑过去仔细听，但只听到门外医生和护士们来来回回的脚步声。

“您是不是听到什么了，克里斯提安？”

他什么也没有回答，好像在听自己身体里面的声音。

“您听到什么了，克里斯提安？”

“……他们又开始了。”

他声音里充满了愤怒。

“他们又开始什么？”

“……他们嘲笑……”

“有人嘲笑您？”

“他们对我说……”

“什么？”

克里斯提安忧伤地看着我，什么也没有回答。

住院第一天，克里斯提安没什么改变。大部分时间他都待在房间里，拒绝和父母一起去用餐。晚上睡不着，一个人说着话，好像在回答某人的问题一样。头两天，见习医生和一个护士一起去看了他好几次，确定他遵照诊断用药——我们给他开了一种减缓焦虑和幻觉的安定药。

我们还给他做了各种检查：验血，脑电图，大脑断层扫描。但检查结果没有任何异常，这让他的父母先是安心了一下，接着又担心起来。

“如果所有的检查都是正常的，那他到底得了什么病啊，医生？”

慢慢地，安定药起了作用，克里斯提安没那么焦虑了，晚上也不再醒来。到了第四天，他同意去医院餐厅吃饭，但拒绝和别的患者说话。他仍然不回答护士的问话，但晚上给他送药来的护士能和他说几个字，只是他们谈话的内容总是一样的：治疗的效果怎么样，他睡觉的时间有多长。

每天，我和实习医生都会去看克里斯提安，评估药物的效果，并试着去了解他。他开始愿意多说些话了。他在确定我们真的在意他之后，跟我们坦白：晚上，有时是白天，有许多人跟他讲话，他觉得很累。

“很多人跟您讲话？您说的是医院的人吗？”

“……不是的。”

他看着我们，犹豫着到底要不要说。

“跟您讲话不是医院的人吗？克里斯提安。”

“……”

“克里斯提安，是不是周围没有人时，您仍听到有人跟您说话？”

他看着我们，非常惊讶。我们怎么知道的呢？因为我们听很多夜里睡不着的年轻人说过。但克里斯提安以为他是全世界唯一一个听得到这些声音的人，他所遇到的事简直是大灾难。他接着又说了一些情况，我们认真听着。虽然患者初次向精神科医生敞开自己的内心世界时，所有精神科医生都会有点好奇，但我们尽量把好奇心压制下去。克里斯提安的内心世界，充斥着噪声和愤怒。

“他们跟您说一些令人不快的话吗？”

“……一个声音说很多关于我的坏话。”

主要有两个声音折磨着克里斯提安，一个是男人的声音，另一个是女人的声音。男声听起来是跟他年纪差不多的男孩子的声音，老是说些非常冒犯人的话：“你一无是处”“你真可怜啊”。这个声音常常会毫无预警地说话，通常都在克里斯提安跟别人在一起时出声，语调常常带着嘲笑，具有攻击性；克里斯提安觉得那是他的敌人。女声比较缓和、温柔，他听到的频率也更高——她只是重复他在想的或他正在做的——“他起床了。他去散步。他去看他的母亲。”这个声音没什么敌意，但奇怪的是，这个声音反而让克里斯提安最焦虑。

他觉得自己无法自由地思考，好像他的思想被某个人控制着，不再由他的自由意志决定，而是由别人决定，尤其是那些经过他家外面的人。

他告诉我们这些人的名字，并说他从未见过他们，却知道他们就在那里。他称他们为“乌鲁人”。“乌鲁人”不仅控制他的思想，还通过墙壁把一些声音送进他的大脑。他无法躲避这些人，甚至想过自杀才是唯一的解脱方式。

经过好几次谈话，我们才慢慢了解在克里斯提安混乱的内心世界里到底有些什么。有时，他可以很细致地跟我们解释让他备受折磨的那些声音，解释的时候看他表情还很高兴。有时却不回答我们的问题，或者眼神空洞，前言不搭后语，心不在焉。但总体上来说，他的状态慢慢在改善。住院三个星期后，他可以在整个对话过程中都跟得上我们的问题，而且每天只有两三次听到那些声音，那些声音也没那么困扰他了。他不再提到有人控制他的思想，更常在患者公共休息室看电视。他可以跟护士维持几分钟的对话，谈论他的时间安排，在医院里发生的事，看上去似乎还挺享受这种谈话，有时甚至表现出一种奇怪的幽默感。护士称赞他很会穿衣服（他重新开始注重自己的外表），他笑着回答说："您知道，我只能靠外表了。"他抱怨说，药物让他困得厉害，所以我们减少了三分之一的安定药。

住院五周后，他开始固定地参加医药小组。这个小组由一个护士带领，旨在向服用安定药的患者介绍一切与治疗相关的信息。在小组中，我们强调这类药物的优势和劣势，解释如何跟医生讨论需要服用的剂量，以及如何用最好的方式服用。每次讨论都会播放一段与该次主题相关的录像，录像的内容是医护人员和患者之间关于治疗的讨论。录像播完之后，护士带着患者讨论，做一些练习，帮助他们集中注意力，并且记住重点。克里斯提安总是专心地听着，积极地参加讨论。小组让他做回学生，这似乎让他轻松不少，这一次的"学业内容"，他掌握得很好。

每个星期，他和其他患者在一个护士的陪同下去游一次泳，参加一次小组讨论。讨论小组就是一些患者聚在一起讨论他们自己选择的一个话题，但他几乎从不发言。

在这期间，他父母每个周末都来看他，并会与医疗团队的一些人交谈。我们告诉他们克里斯提安进步很大时他们非常高兴，可一转身就意识到，无论如何自己的儿子还是住在精神病科，尤其当看到有些患者正在表现他们的“疯态”时，不免有些灰心。

克里斯提安住院已经一个月了，我们建议他的父母带他出去过一个下午。他们好像非常高兴，又很担心。当天天气很好，他们决定一家人去乡间散步。看到阳光下一大片金色的麦浪随风起伏，克里斯提安一下就显得心情愉快，嘴角还露出了微笑。他母亲看到他高兴也被感染了，问他是什么让他这么高兴。他回答：“因为它们不费什么力气就长出来了。”他的父母默默想着他说的话到底是什么意思。直到他们停下来野餐时，谈话才重新开始。吃饭的过程中，克里斯提安很专心地跟大家在一起，并参与到谈话中。“他就跟以前一样。”G.太太后来这样说。他父母甚至觉得克里斯提安被治好了，很快就可以回到正常生活中。可是，他的妹妹却觉得非常不安，她觉得他“不一样”，以前把他们连接在一起的那种默契不见了。

回到医院后，克里斯提安看上去比平常放松一些；但他人还没到大厅，就突然连再见也没说，转身离开了父母，自己一个人躲进了房间里。一个护士看到G.太太哭了。

后来那个星期，我们召集了他的整个家庭，进行了一次会面。克里斯提安坐在妹妹和父亲中间，一副无所适从的样子，只盯着鞋子看。G.先生的表情既平静又凝重，似乎做好了准备去听我们可能说出的最坏消息。妹妹看着克里斯提安，跟他做一些开玩笑的小动作，鼓励他开口说话，也让他知道她还是很爱他的。G.太太则是很不安，用她的大眼睛热切地看着我们，似乎在恳求，仿佛我们说的话能把克里斯提安引回到正确的路上。会面一开始，她就说很担心克里斯提安在大学的课缺了很多，希望他能尽快回去上课。克里斯提安听到好像非常生气，看着我们说他不要回学校上课。她母亲打断他，说："你这样想是因为你还在生病，但你马上就会好起来的。"克里斯提安回答说："您这样想是因为您自己这样认为，但我的病不会好起来。"他母亲大哭起来。

这样的会面进行了好几次之后，克里斯提安和他的家人才能比较和气地沟通，每个人才能先去想对方真正在意的事。在最初的会面中，实习医生向他的家人解释了克里斯提安的病，以及通常会出现的症状。他提到幻觉的时候，克里斯提安显得很感兴趣，好几次自己接过话来解释他在承受的痛苦。G.先生和G.太太听到后非常震惊，明白了为什么儿子会那么长时间躺在床上听音乐，而且音量开得很大。他就是为了压下那些"声音"。

他父母在了解了病症之后，才更明白为什么有时他的行为会那么奇怪。他们对他生气的时候变少了，对他的批评也变少了，反而经常鼓励他。整个家庭的气氛改善了，这将会降低克里斯提安出院以后复发的概率。多亏了实习医生的解释，他们才意识到克里斯提安正在面对极大的困难，这困难不是他自己一手造成的，所以不能期待他很快恢复正常人的生活。

那几次会面，也让我们发现G.太太有点抑郁。我们把她引荐给一位精神科同事，她的心情在几周之内就变好了。很多患者由于受到孩子疾病的影响，有时会有焦虑症或抑郁症，需要治疗。

我和负责克里斯提安的实习医生、科室的心理医生、护士们以及社工经常开会评估这个年轻人的情况，一起决定他的活动安排、治疗方案和出院计划。在跟克里斯提安及他父母开了几次会之后，我们决定在他住院满六周之后让他出院，但出院后他每周有三个早晨要回到医院，规律地参加医药小组和讨论小组，跟心理医生进行对话，而实习医生负责他的药物治疗。另外，他的家人和他决定接下来两个月内一起参加每周两次的家庭治疗，目的是让克里斯提安学习和他的家人怎样更好地沟通，一起解决目前这种情况下家里会遇到的问题。

克里斯提安和他的家人进入了他们生命的另一阶段，将来的生活对他们来说会希望和失望并行。他们不再跟其他普通家庭一样了。未来充满了不确定性，或许克里斯提安会重新住院；或许每个人还要经历不一样的考验；或许克里斯提安永远不可能完成他的法律专业的学业，但他仍有希望在某些尊重像他这样经历过考验的患者的团体中，过一种有尊严的生活。

最先让克里斯提安父母感到不安的，是他在日常生活中的一些异常：他把自己关起来、无法继续学业、不注意卫生。他们曾跟一个朋友讲起这些事，这个朋友说克里斯提安大概得了抑郁症；但从一开始，他们和女儿就觉得他得的是别的什么病。克里斯提安变了，和他们之间的互动不再像以前一样，似乎去了另一个世界。

G.太太第一次来医院，她描述的儿子的病症，有些是潜伏一阵子才发作出来的，这已经让我联想到一种疾病。而克里斯提安的妹妹说注意到哥哥在和一个看不见的人说话，听到这一点，所有精神科医生都会立刻想到克里斯提安是在跟某些“声音”讲话，所谓的声音其实就是幻听。另外，通电话时，我察觉到他要说出完整的句子有多么困难。至此，我已经有足够的信息，基本可以确定克里斯提安得了精神分裂症。这样的诊断能影响患者的一生，所以必须谨慎。当我和克里斯提安及其家人第一次接触时，就已经注意到在他身上有很多精神分裂症的症状，只是我仍然需要最基本的一项信息才能确诊，就是他这些症状持续的时间。精神分裂症通常要几年时间才有变化，我们认为患者持续出现妄想和幻觉至少六个月以上，才能确诊为精神分裂症。因为别的精神疾病的症状也跟精神分裂症的症状很像，但若不是精神分裂，那些症状只持续几周。六个月以内的，我们诊断为类精神分裂症，症状在一个月内就消失的，我们称为反应性精神病。在法国，我们把这两种情况称为“急性、短暂性精神障碍”。所以，一个年轻人因出现妄想和幻觉来精神科就诊时，可能只是急性短暂性精神障碍，几个月或几周后症状就会消失。但克里斯提安的症状持续了一段时间，我们可以确定他得了精神分裂症。

什么是精神分裂症？

精神分裂症患者大多是青春期晚期的年轻人。精神分裂的症状有两大类别：阳性症状和阴性症状。[1]所谓阳性症状指的是妄想和幻觉。克里斯提安有两类幻觉：“乌鲁人”的声音属于语言听觉方面的幻觉，对克里斯提安来说，这些是正常的说话声，从某个确切的地方传过来——从街道上穿过墙壁，就像街道上的其他任何声音一样；而评价他所作所为的男性声音和女性声音则是心理性的，不是正常的说话声，克里斯提安听到

---

1 Andreasen N. C., «Negative Symptoms in Schizophrenia : a critical reappraisal», *Arch. Gen, Psychiatry*, 1990, 47, pp.615-621.

他们“在他脑中”说话，好像这些声音住在他心里，从心里直接发出声音。

此外，克里斯提安觉得自己的思想被外面的那些乌鲁人控制。这种症状在精神分裂症患者身上非常常见，我们无法体会这对他们来说是多么焦虑的事。您只要稍微想一下，每个人理所当然是主人，可此时却被他人意志左右。这个控制您思想的敌人就住在您心里，您又可以逃到哪里去呢？既然您的思想不再受您控制了，那您还是您自己吗？试想在您毫无准备的情况下，您的脑中突然发出这些充满敌意的声音，就已经够恐怖的了，更何况那些年轻人在生病初期，还没有接受治疗时，几乎整天都活在这种恐怖中！这样，精神分裂症患者的自杀率比抑郁症患者高，也不奇怪了。

克里斯提安除了有幻听和思想被人控制的感觉，同时还伴随着妄想的症状。妄想即错误信念，这些信念可以让他自己解释那些令他焦虑的事情。但克里斯提安的妄想出现频率较低，内容也较模糊：对于乌鲁人的身份，他没有确切的定义，也不清楚他们的目的，他无法找出那些搅扰他的声音的不同意义。他的妄想和幻觉好像一部没有情节的电影，我们在其中很难找到故事主轴。这在精神分裂症患者身上是经常发生的。

其他精神病患者，比如妄想型偏执人格障碍患者也有妄想症，但他们的妄想具有逻辑性：比如他们认为存在着专门针对他们的阴谋，关于这个阴谋，他们甚至可以巨细靡遗地描述出来，像写小说似的；每一天的日常则是丰富了他们妄想内容的题材。我认识的一名偏执症患者，注意到他所住的大楼电梯上有一些涂鸦，涂鸦确实存在，问题在于他认为这些涂鸦是房东对他的咒骂，房东试图通过这种方式让他害怕，趁机把他赶走。后来，他在大楼门口看到电话公司的雇员，就认为他们是房东派来的秘密警察，要在他家里安装窃听器。这些妄想，像小说或童话一样，有着内在的逻辑性，与我们经常在精神分裂症患者身上观察到的妄想有很大的区别。克里斯提安的妄想没有逻辑性，无法连成一个故事。

另一组症状被描述为阴性症状，即普通人有，而精神分裂症患者缺失或减少的部分，例如，体力降低（克里斯提安整天躺在床上），注意力降低（无法专心阅读），逻辑思考能力降低，感受情绪的能力降低（情感淡漠），以及对外界事物的兴趣降低。在克里斯提安身上，阴性症状早于阳性症状出现，那些阴性症状让他与人相处越来越困难，无法继续大学的学业，甚至无法回答简单的问题。精神分裂症患者表示他们有时很难顺着某一话题和人交谈，注意力无法集中，他们对任何事情都缺乏兴趣，无论什么都无法让他们开心。阴性症状很像是严重抑郁症，但两者指向的综合征是完全不同的。

每个精神分裂症患者都有阳性症状和阴性症状，但在每个患者身上所占的比例不同。根据患者哪个类型的症状最明显，人们对精神分裂症进行了亚型分类，其中有两个极端的类型：

以幻觉和妄想为主要临床表现的偏执型，属于活跃型（患者的阳性症状占主导地位）；以孤僻退缩为主要症状的青春型，患者说话很少，几乎不太活动（阴性症状占主导地位）。在这两个极端类型之间还有其他几种中间类型。而每个患者在生病过程中，也会发生类型的变化。克里斯提安刚住院时，属于中间类型，阴性症状稍微偏重一些。

精神分裂症不是罕见疾病。不同国家的许多流行病学研究显示，精神分裂症的终身患病率为1%。法国有五十万人得了轻重程度不一的精神分裂症。

精神分裂症不是西方社会特有的疾病。最新的流行病学研究显示，在全世界范围内都有精神分裂症患者，在我们所谓的“原始”社会里，也有精神分裂症患者。比如西伯利亚的因纽特人、尼日利亚的约鲁巴人、日本的虾夷人。[1]这些族群都用一些特别的名词来描述这种“疯病”，那些名词无一例外地都与心灵或精神有关。当地的田野调查显示，这些被他们当作“疯子”的部落成员表现出来的症状，换作我们就会诊断为精神分裂症。但是，部落中的巫师或萨满有幻觉经验却不被认为那是一种疯病，因为巫师们可以完全融入部落群体，而得了精神分裂症的部落成员通常做不到这点。所以，与大家普遍的认知不同，精神分裂症并不是工业社会的生活模式引起的疾

1　这三个都是传统古老的民族。——译者注

病，不管是热带雨林的土著还是极地冰天雪地的原住民，都有精神分裂症的病例，甚至连从未接触过精神医学的族群也认为有那些症状的人是生病了。[1]在世界各地都有精神分裂症患者，只是在第三世界国家生活的患者比在发达国家生活的患者更容易被治愈。前者住院的时间更短，通常更容易找到工作。出现这样的差别，可能由好几个因素引起：生活在第三世界国家的患者，家庭成员更多，一般都生活在一起，在家里或在住家附近工作，因此可以更好地互相帮助，家庭成员可以在家照顾精神分裂症患者；第三世界国家的很多工作机会都在农业或手工业方面，所以精神分裂症患者更容易重新适应工作环境，这也让患者有更多机会重新融入社会。这些患者若再加上安定药治疗，就更有利于病情恢复了。在欧洲，一些乡村社区好几个世纪以来就有接待精神病患者的传统。村民们把患者接到自己家里，让他们融入村庄生活，与村民们一同工作。村里的孩子们在很小的时候就已经习惯和精神病患者在一起，长大成人后，继续发扬光大这项家庭传统。最有名的两个社区，一个在法国的欧龙河畔丹（Dun-sur-Auron）；另一个在比利时的赫尔（Geel）。[2]

精神分裂症不是现代社会特有的疾病。法国精神科医生莫

1 Murphy J. M., Heltzer J. E., «Epidemiology of Schizophrenia in adulthood», *in* Michels et coll. *Psychiatry*, vol.3, chap. 15, pp.1–14, Philadelphie, Lipincott, 1986.

2 Sans P., «Les placements familiaux thérapeutiques», *Encyclopédie médico-chirurgicale, Psychiatrie*, 37930 P 10 7, 1984.

雷尔在1856年详细地描述了精神分裂症，1895年德国医生克雷佩林（Kraepelin）进行了补充和完善。克雷佩林在成为正式医生之前是古登（Gudden）教授的助手。古登教授就是治疗最著名的精神分裂症患者路德维希二世（Louis II de Bavière）的可怜医生，他支持非约束性方法，所以同意在没有护卫队的情况下陪着他的皇室患者散步。大家看着国王和精神科医生消失在施坦贝尔格湖畔早晨的薄雾中，他们却再也没有回来。是国王尝试自杀，把想救他的医生拖入了水中？还是一次暗杀国王的行动，冯·古登也被灭口？

克雷佩林的命运没这么悲剧。他观察了几百个患者，对精神分裂症进行了亚型的系统性描述，这些分类至今仍被使用。[1]

莫雷尔和克雷佩林发现发病的通常是年轻人，而且这种疾病造成精神智力功能的紊乱，他们称之为“早期痴呆症”。直到1911年，瑞士精神科医生尤金·布鲁勒用了“精神分裂症”这个词，而克雷佩林在他晚期的论文里也采用过此名称。

“分裂”来自希腊文“schizein”（即裂开，分开的意思），“精神”从“phrénos”（即心灵，精神）而来。布鲁勒用这个新词来表达精神分裂症患者生病过程中在思想上所承受的一种断裂（德文是spaltung）。克里斯提安已经无法用平常的逻辑连贯地组织想法，他的想法都是用非比寻常的方式连接起来的。布

1 Kraepelin E., *Leçons cliniques sur la démence précoce et la psychose maniaco-dépressive*, Toulouse, Privat, 1990.

鲁勒注意到，正常人在做梦时也有这种断裂现象。我们都做过奇怪的梦，在这些梦境中，事件以荒谬的方式发生，但梦中的我们都觉得很正常；或在梦中，一个人变成好几个人，这几个人变来变去，有时还会变成我们自己，而我们竟不觉得那很荒谬。《斯万的爱情》最后几页描述的梦正是能说明上述情况的最佳例子。斯万梦见他和朋友们一起在一个海边悬崖上长满青草的小路中间散步，同行的有拿破仑三世和斯万深切爱着的女人奥黛特。接着奥黛特消失了，只剩下拿破仑三世，可他接着又发现拿破仑三世其实是他现实中的情敌福什维尔。在后来的梦境中，他遇到一个正在为奥黛特变心而哭泣的年轻男子，突然他就意识到这个年轻人其实就是他自己。

卡夫卡的小说《乡村医生》的创作似乎也是得益于怪异的梦境，故事中最奇怪的行为，在叙述者看来却是完全合理的。医生在一个下雪的夜晚出诊，他坐上小雪橇，到了一个非常古怪的房子里。这房子的人脱下他的衣服，让他与死人睡在一起，与此同时，房主却在进行着奇怪的仪式，但这仪式在叙述者看来却似乎是完全正常的。

在梦境中，我们丧失正常的感知能力和逻辑思维能力。想一想我们就能理解在白天的清醒时刻丧失这种联想能力，是多么令人焦虑的事！布鲁勒认为联想能力的丧失，是精神分裂症的主要症状，即精神分裂症最直接引起的一个症状。

除了联想障碍，布鲁勒还描述了次要症状。所谓次要症状，就是精神分裂症患者断裂的精神状态在与周围环境互动时所产生的一些症状。[1]（与此同理，骨质疏松的主要症状是骨头中的矿物质大量流失，而脆弱的骨头受到撞击引起的骨折，则是次要症状。）

联想障碍和其他一些症状，布鲁勒经常用四个以字母A开头的单词来描述：联想（association），情绪（affect），自闭（autism），情感矛盾（ambivalence）。

我们前面看到了，患者的思想联想功能被扰乱或已丧失，他们说的话经常前言不搭后语，缺乏逻辑。我们第一次和克里斯提安见面的时候，他说的一句话里就有好几个主题，我们根本无法理解他要表达的是什么。另外有一个精神分裂症患者，在住院几天之后，在本子上写下了这样的句子："回来的重要性，同样的回来的想法，因为在墙里，虚空并没有回来，就算我不同意，在这世界之上，这世界的人还是在努力。"

大部分患者有情绪，或情感淡漠或出现不合宜情绪的问题。一个患者可能在听到噩耗时微笑，听到不太重要的小事时大发脾气，或是总体上没有喜怒哀乐的情感表达。根据布鲁勒的说法，情绪钝化的问题是次要症状，本源联想障碍。如果我们无法对周围环境有一个具有逻辑性的看法，又怎么能有平稳、合宜的情绪表达呢？

---

1 Bleuler E., *Dementia Praecox and the group of schizophrenias*, International University Press, 1950 (traduction de l'édition allemande de 1911).

自闭是指患者总是倾向把自己孤立起来，活在自己的世界中。精神分裂症患者在发病的某个阶段经常独处，不喜欢被打扰。在家里，克里斯提安花越来越多时间独自待在房间里。而在医院里，他避免和任何人讲话，总是把自己关起来。而在接受治疗之后，患者会重新喜欢和别人在一起，但有时仍有可能有沟通障碍。按照布鲁勒的说法，患者的自闭现象是一种自我保护，因为联想障碍而不再能理解周遭的世界，也无法驾驭身边的环境，所以任何的接触对他来说都是一种痛苦。自闭对于这些患者来说，就像修道院的墙对于修士，沙漠对于沙漠教父或研究对于学者……以及，写作对于精神科医生来说是一样的，是一种自我保护。

最后一项的情感矛盾指的是患者表达的感情常常是矛盾的，比如说对同一个人既充满善意又充满敌意，或者有选择困难（患者可能无法决定是否要与家人出门）。

如何诊断精神分裂症?

今天，我们按照大部分精神科医生都认同的标准严格地对精神分裂症下诊断，也就是说一个我确诊患了精神分裂症的患者，换作别的医生——不管是法国医生还是其他国家的医生，也会做出同样的诊断。精神分裂症的诊断标准统一化还是最近的事；这是个很长的故事，我们要从20世纪初在大学附属医院里那些郑重其事地留着小胡子、戴领带的精神科医生说起。

克雷佩林精确地描述了精神分裂症，并对症状进行了分类，把精神分裂症跟其他妄想症和幻想症区别开来。他还非常热爱植物，经常带着整个医疗团队到乡村做植物图鉴。布鲁勒其实受弗洛伊德影响很深，他不仅完整地描述了精神分裂症的不同症状，还试着研究这些症状的形成机制。

20世纪50年代至60年代间，在美国被培养出来的精神科医生，大多有精神分析的背景，他们都使用布鲁勒的标准来诊断精神分裂症。这样流行病学研究就获得了必要的资料来计算精神分裂症患者在总人口中所占的比例。

流行病学的研究显示，美国精神分裂症患者的比例比英国的高两倍[1]，这项研究的结果震撼了整个精神科学术界。对于一个我们暂时还不清楚其起因的疾病，这样的差别非常引人注意。为什么有这样的差距？为什么格兰德河北部的人比较容易患精神分裂症？是文化因素、基因因素，还是气候条件引起的呢？我们可以想象，那时学者们若用各种理论去诠释这种差异，就会在学术界引起一场规模巨大的争辩，甚至能写成好几十本书，或形成各种充满激情的理论。例如，马克思主义式的诠释：美国社会引导人们最大限度地获得物质财富，刺激消

1　Kendell R. E., Cooper J. E., Gourlay A. J., «Diagnostic criteria of American and British Psychiatrist», *Archives of General Psychiatry*, 1971, 25, pp.123–130.

费，把消费当作社会地位的象征，也是人存在的唯一目的（马尔库塞理论）；在这样的社会条件下人们更易得精神分裂症。人口学的诠释：精神分裂症是由种族混居引起的，美国种族混居的情况比英国严重得多（这种理论涉及的一些因素有可能带着种族歧视）。心理语言学的诠释：美国大部分人口由新移民组成，这些新移民在美国必须学习英语，母语的使用能力日渐消退，这种情况促进了精神分裂症的发作。拉康式的诠释：在美国的家庭中，父亲的权威较弱，而且由于离婚产生许多单亲家庭；再者，美国国土面积比英国大很多，人口较分散。结合以上因素，父权被“除权弃绝”[1]便出现于现实之中，在这种环境下长大的孩子自然更容易得精神分裂症。

幸运的是，投身于这些研究的精神科专家，在坚持自己的理论之前，还是先观察了事实……奇怪的是，在精神医学领域，或一般的人文科学领域，人们常常不是这样操作的。这些专家对比了两个国家精神科医生下诊断的过程[2]，并让美国医生和英国医生对同一些病例做出诊断。最后发现，两个国家的医生对同一病例下的诊断是不一样的。英国精神科医生使用的是克雷佩林的判断标准，他们更注重患者是否出现妄想和幻觉，

---

1 forclusion，也可译作“排除”。拉康在精神病研讨班S3时期提出的概念，意指将一个根本意符——具象征功能的“父之名”，亦即作为伊底帕斯情结中阳具拥有者、法令守护者之父亲，象征弃绝于主体的象征界之外，被弃绝之物将以幻觉形式在真实界中复返——而非如被抑制物是由无意识中复返。——译者注

2 Wing J. K., Nixon J., «Discriminating symptoms of schizophrenia: a report from the International Pilot Study of Schizophrenia», *Archives of General Psychiatry*, 1975, 32, pp.853-859.

以及症状持续的时间；而他们的美国同侪使用的则是布鲁勒的“4A”标准，这个标准中的症状没那么典型，所以他们用此标准判定的得了精神分裂症的患者，在英国医生的眼中，只是得了抑郁症或有人格障碍。

这项调查研究表明，我们有必要制订出精神分裂症的国际诊断标准，在这样的背景下，美国精神医学学会提出的《精神疾病诊断与统计手册III-R》中就出现了诊断标准的第三个标准。今天所有国家的精神科医生论及“精神分裂症患者”时，依据的诊断标准是一样的。在此基础之上，我们才可以比较许多药物和心理疗法的有效性。

另一边，在苏联，关于精神分裂症的诊断发展过程极具悲剧性。在国家安全委员会的命令下，精神科医生把那些毫无妄想和幻觉症状的个体诊断为“慢性精神分裂症”，他们主要的“病症”就是反对当局建立的体制。从20世纪60年代到1989年，好几千人因被下了这样的诊断而住进肮脏不堪的收容所，遭受到非人的虐待。这个医学界的罪行，后来被持不同政见的西方精神科医生，甚至苏联本国勇气可嘉的一些医生揭发出来，比如勇敢的塞米翁·格鲁斯曼（Semion Glouzman）医生。后来在20世纪末，苏联的精神科医学领域的工作者被世界精神医学学会驱逐出会。[1]从那以后，随着苏联与西方交流的渠道

1 Nau J. Y., «Crime psychiatrique contre l'humanité», *Le Monde*, 11 septembre 1991, p.14.

打通，苏联的精神医学开始有许多改善。但最近《精神医学新闻》（*Psychiatric News*）的报道显示，进展仍然很缓慢：世界精神医学学会派到苏联的调查员发现，当时打压那些所谓的“慢性精神分裂症患者”的负责人，直到1991年仍坐在负责人的位置上，并且不急于在诊断和治疗上做任何改变。[1]值得庆幸的是，在苏联解体之前，一些不受当局警察控制的独立的精神医学学会就已经开始出现了。

精神分裂症产生的原因是什么？

今天，对于精神分裂症产生原因的解释，没有一点是确定的。但这样说，不是全盘否定到目前为止科学研究所做的一切努力。关于这个疾病，研究仍然可以给出相关的一些解释，不同领域的研究学者有不同的发现。目前看起来，精神分裂症不是单方面原因引起的，就像抑郁症一样，是由不同因素互相作用导致了最后的结果。

1 Hausman K., «Soviet psychiatric leaders drag feet on reform, WPA finds», *Psychiatric News*, 1991, vol.XXVI, n° 18.

家庭生活

很长一段时间以来，人们认为精神分裂症是家庭因素引起的。父母在孩子年幼的时候，与他们沟通不良，导致他们最终得了精神分裂症。有些人甚至说，有一种类型的母亲，可以称之为“精神分裂型母亲”。这些母亲掌控欲很强，具有攻击性，和孩子们关系非常亲密，同时又很疏离。从20世纪50年代开始，许多研究者就对精神分裂症患者家庭成员之间的沟通状况产生了兴趣，他们试图找出家庭成员之间有哪些沟通模式确实是引起孩子精神分裂症发作的典型代表因素。其中，帕罗奥多（Palo Alto）的加利福尼亚研究小组提出的“双重束缚”（double-lien）尤为著名，患者家庭中最常出现这种错误的沟通模式。[1]根据双重束缚理论，精神分裂症患者的父母之一经常向患者传达看上去似乎很简单实则非常复杂的信息。一个双重束缚的信息，通常包括好几层意思，而且这些意思互相之间是矛盾的。患者听到这些信息，觉得必须顺从，但他顺从的同时必然会违背信息的一部分内容，这会让患者无所适从。举个简单的双重束缚的例子，母亲对儿子说：“你要独立点！”儿子听妈妈的话独立一些，但“听从妈妈的话”恰恰就是不独立的表现。妻子对丈夫说“男人一些！”也是同样的道理。支持双重束缚理

1 Basteson G., *Vers une écologie de l' esprit*, Paris, Le Seuil, 1977–1981.

论的学者认为，一个人长期收到此类信息，会产生巨大的心理压力，到青少年时期就容易得精神分裂症。

精神分裂症的病因对我们来说是个谜，而双重束缚理论的确很出色，也很合理，在学术界取得很大的成功；并且对20世纪60年代、70年代反权威运动——尤其是反家庭运动产生了巨大的影响。肯·洛奇（Ken Loach）拍的电影《家庭生活》（*Family Life*）就反映了当时的知识分子如何看待家庭与精神疾病之间的关系。影片讲述一个家庭的成员互相之间并不了解，他们怎样一步步把年轻的女儿关到了精神病院里。

在那个时代，治疗团队可以指责这些“问题家长”或直接将孩子与父母隔离，不让他们再接触孩子。但事实上，双重束缚的理论从未被客观事实检验过，连懂得这个理论的专家都很难真正确定什么是双重束缚式沟通模式，更别提确定这种沟通模式在一个家庭中发生的频率，继而肯定它在所有精神分裂症家庭中发生的频率更高。双重束缚理论到后来就成了值得思考的主题，同时也成为在家属教育干预过程中可使用、非常有助益的方法。但仅此而已，我们无法证明双重束缚沟通方式是患者精神分裂症发作的原因。

另外有一些研究[1]试图证明家庭行为模式中的一些异常是患者病情发作的原因，但通常这些研究会遇到三方面的困难：

1　Falloon I. R. H., Boyd J. L., Mc Gill C. W., *Family care of Schizophrenia*, New York, Guilford Press, 2ᵉ éd., 1987.

（1）我们很难客观且严谨地定义家庭沟通的障碍，这就让研究变得很困难（双重束缚理论就是最好的例子）。（2）这些沟通障碍不仅发生在有精神分裂症患者的家庭中，也发生在其他患有严重遗传类疾病的病童家中，比如唐氏综合征患者的家庭。这反而证实了家中有得重病的孩子，父母及家人之间的沟通很容易出现问题，而不是因为家庭成员沟通有问题导致孩子生病。（3）我们发现有精神分裂症孩子的家庭，一些父母的言语表达确实比普通家长更不清晰。但如何才能确定这些言语导致孩子得了精神分裂症呢？难道不是孩子生病带来的压力，导致父母与孩子的沟通产生困难吗？一些学者，包括双重束缚理论之父葛雷格里·贝特森（Gregory Bateson）在内，甚至认为精神分裂症患者父母的言语模糊性，其实是疾病本身的轻微发作状态。父母的这种沟通困难，可能是由基因引起的，而这基因在他们的儿子或女儿身上完整地表现出来就是精神分裂症。我们接下来会看到这个假设在一些家庭中被证实了。

综上所述，这些二十世纪五六十年代关于精神分裂症患者家庭的研究，无法证实精神分裂症起因的假设，但这些研究确实引起了临床医生和研究者对于患者家庭的关注：在患者生病的过程中，他的家人一方面忍受着无尽的痛苦，另一方面又是患者的第一线支持者。

最新的研究比过去更加完善，让我们现在可以清晰地看到家庭的微妙作用。事实上，家庭因素不是精神分裂症产生的原因，但确实影响患者的病情发展。20世纪60年代初，一些英国精神科医生尝试着展示出精神分裂症的演变过程，其中一件事情让他们非常震惊：接受治疗以后回到熟悉的家中生活的患者，复发率居然高于治疗后在陌生的集体机构生活的患者，这与他们的预期截然不同。这个观察后续带起了一系列研究，而它本身严谨、不带着任何理论偏好的科学态度，成为精神医学领域很重要的方法论之一。[1]当时，进行这些研究的学者主要在英国、美国和印度，结果表明家庭成员的某些态度与患者病情复发住院的频率是有关联的。因此，出现了“情感表达”的概念。

“情感表达”是一项指标，衡量家庭成员对待精神分裂症患者的行为和态度。[2]评估员通过与患者家属见面，让家属谈论患者在家里的某些特定行为和情况，并进行精确的衡量；每个患者家属都可以被评估。在谈话的过程中，评估员一条条记录下患者家属的反应：他们对家属的言语进行归类，特别记录下出于本能的言论（“他一点儿也没有努力”），还有暗藏着激烈情绪的言语（“听到他又要住院，我以为我会晕过去”）。通过分析患者家属的言语，评估人最终可以列出一个“情感表达”总分。许多国家的不同研究显示：精神分裂症患者回到家里后

---

1 Vaughn C. E., Leff J. P., «The influence of family and social factors on the cause of psychotic illness: a comparison of schizophrenic and depressed neurotics patients», *Br. J. psychiatry*, 1976, 129, pp.125–137.

2 Seywert F., «Expressed Emotion» (EE), *Revue de la littérature. Évolution psychiatrique*, 1984, vol. 49, n° 3.

的前九个月，他若与“情感表达”总分高的家庭成员每周相处时间超过三十五个小时，就算他一直吃着安定药，复发的概率还是比其他康复的患者高四倍。另外还有好几种把家庭沟通量化的方法，例如“情感风格”，专门衡量父母和孩子沟通时的批评性、侵略性或令人产生愧疚感的言论。[1]我们发现，一个人若在青春期出现可能发展成精神分裂症的某些症状，几年之后，他发病的严重程度与父母亲的“情感风格”得分息息相关。

需要强调的是，这些家庭沟通方式的评估得在各种条件都满足的情况下进行：由受过长期训练的评估员带领，通常在某些研究项目中才做这样的评估。假设一个女儿一整天都待在房间里不出门，母亲因此非常紧张而生气地批评了她，我们不能把这些观察用差不多的方式估算她的“情感表达”。

当克里斯提安的母亲打断他，并说“你这样想是因为你还在生病，但你马上就会好起来的”时，她其实就是替克里斯提安都想好了（属于侵略性的评语）。她希望看到克里斯提安赶快好起来，回学校继续学习法律。她当然可以这样想，但这非常不现实，并且，一讲到克里斯提安，她总是情绪过度激动，常常哭个不停。所以，不管她“情绪表达”测试总分是多少，她和她儿子之间的沟通可以改善的空间还有很多。

1 Doane J. A., West K. L., Goldstein M. J., Rodnick E. H., Jones J. E., «Parental communication deviance and affective style: predictors of subsequent schizophrenia spectrum disorders in vulnerable adolescents», *Archives of General Psychiatry*, 1981, 38, pp.679-685.

为什么与“情绪表达”或“情感风格”分数过高的父母在一起，孩子精神分裂症复发的概率就高一些呢？这个领域的学者投入了巨大的精力来研究这个问题。“情绪表达”得分高的人极有可能无法清晰、正面地向患者传达信息或与患者讨论应该解决的问题。父母原本已经很紧张，再加上这方面的困难，很明显会变得更加焦虑，以至于增加了孩子疾病复发的风险。但这种说法也只是一种假设，验证该假设是否属实的一种方式就是训练父母跟孩子清晰、平静地交谈和沟通，与孩子商讨如何解决他在日常生活中产生的困难。如果这样的训练能够降低父母的“情绪表达”分数和孩子病情复发的次数，那么就说明上述的假设符合事实。

许多研究小组都做过这样的调查。到目前为止，五个对比研究显示，家庭干预疗法可以训练父母跟孩子有良好沟通，并帮助他们找到好的解决问题的方式。比起家属没有接受过家庭干预疗法训练的患者，这样的训练大幅度降低了患者病情复发的次数。[1]家庭干预疗法一共可以进行十次左右，频率可以为每周或半个月一次。[2]训练者先对前来接受训练的家庭进行初步评估，接着分三个阶段进行训练：第一，向患者家庭普及关于疾病的知识；第二，训练他们的沟通模式；第三，找到解决问题

---

1 Olivier Chambon, Michel Marie-Cardine, «Réadaptation socaile des psychotiques chroniques», Paris, PUF, col. Nodules, 1992, pp.83-84.

2 Liberman, R. P. «Les Thérapies familiales comportementales», *Réhabilitation psychiatrique des malades mentaux chroniques*, R. P. Liberman, Paris, Masson, 1991.

的方式。向患者家属普及疾病的相关知识，能让他们更理解精神分裂症患者的异常行为和患者可能遇到的困难，这样患者家属才能更好地接纳患者。比如，患者总把自己关在房间里，不愿意参加家庭生活中的任何活动，这不是因为他懒或是自私，只是因为他的那些阴性症状让他此时无法与人交往；或他的幻想症状很严重，医生就需要调整药物治疗的剂量。训练沟通模式可以帮助患者家属向患者传达清晰、正面的信息，避免攻击性的批评，鼓励患者不断进步。这一步是为了后面的协商和解决问题做准备。在协商和解决问题阶段，治疗师和整个家庭一起，从疾病造成日常生活中的一些问题实例着手，找出好的解决方式。这十来次密集的会面结束之后，治疗师和患者及其家属需要隔一段时间再见面，对当前的情况做一些总结，或者一起来面对新产生的问题。家庭干预疗法在操作过程中非常有效，至少对大部分与家人生活在一起的患者来说是这样的。这种疗法弹性很高，在疗程中，我们还可以根据家庭本身和治疗团队的可使用时间，考虑加入其他的可能性：例如让好几个患者家庭在一起会面或让好几个患者合并成一组交谈；采用多种方式普及精神分裂症的相关知识；针对父母或某一个家庭成员进行沟通训练。

没有任何一项研究可以证明家庭成员之间的互动模式是精神分裂症的发病原因。研究可以证实的只是：家庭成员之间的互动模式往往会增加患者父母的压力，导致患者复发的概率上升，或让有患精神分裂症风险的青少年的病情加重。这说明对患者家属进行行为干预非常有必要，通过这种疗法能有效地向家庭普及精神分裂症的相关知识，提高患者家属和患者一起解决日常性问题的能力。

生理研究

关于精神分裂症的生理性研究目前已颇有成效[1]：

——多亏了越来越智能的脑电图（量化的EEG，事件相关电位），我们可以侦测到精神分裂症患者脑电波活动的异常；

——眼球追踪能力的异常。眼球看着持续移动的物体时所做的动作就是眼球追踪运动。研究显示，50% ~ 85%的精神分裂症患者眼球追踪物体的运动是断断续续的，而在正常人中这个比例仅为5% ~ 8%。令人惊讶的另一个事实是，精神分裂症患者的近亲，就算没有得精神分裂症，他们的眼球追踪能力异常所占的比例也高达30% ~ 50%；

——身体中不同的化学物质新陈代谢异常，尤其是多巴胺——这些年科学家对多巴胺的研究非常多。[2]

---

1 Szymanski S., Kane J. M., Lieberman J. A., «A selective review of biological markers in schizophrenia», *Schizophrenia Bulletin*, 1991, 17, 1, pp.99–111.

2 De Beaurepaire B., «La théorie dopaminergique de la schizophrénie à l'épreuve de la caméra à positrons : situation de la question», *Psychiatrie*, 1992, p.139 et 141.

最近十多年来，新的脑电波图让我们清晰地看到精神分裂症患者比较常见的脑部异常状况。X射线脑部扫描也让我们发现精神分裂症患者脑部结构与普通人有些微小的差异：他们脑室的尺寸比普通人平均都大。一开始，研究人员认为这种差别是由治疗引起的，但是后来他们发现从未接受过任何治疗的年轻精神分裂症患者的脑室也比较大；但不是所有患者都会有这个问题，通常阴性症状比较严重的患者会有这方面的问题，或许这就是多巴胺代谢不正常引起的。

核磁共振扫描图则可以更细微地显示患者脑部的异常，包括一些脑部结构如胼胝体和颞叶的大小和密度。

通过正电子波扫描，我们可以观察到一些放射性物质的变化，并获得脑部新陈代谢的实况图。我们就此看到精神分裂症患者脑部的各种异常现象，其中脑皮层和前额叶皮质功能错位的现象尤其引人注意。[1]

虽然上述这些现象在精神分裂症患者身上发生的频率比在其他患者身上更高，但我们仍然不能把这些异常当作是精神分裂症的“标志”，因为它们并没有在所有从症状上被归类为精神分裂症的患者身上都出现。或许，仍存在着我们目前还不知道如何归类的精神分裂症亚种类型。

或许在将来十年，新的大脑造影技术，例如正电子脑部断

1 Andreasen N., Ehrhartdt, Swayze V., «Magnetic resonance imaging of the brain in schizophrenia», *Arch. Gen. of Psychiatry*, 1990, 47, pp.35-44.

层扫描会让我们在发现疾病产生的原因上有很大的突破。到目前为止，我们已经可以在患者做出不同行为的同时，选择性地对其脑部某个区域进行研究。最新的技术是单光子发射体层摄影术（Spect-scanner，光子磁共振），利用器官中的自然同位素，获得脑部新陈代谢更加详细的信息。20世纪60年代，我们经历了一次精神药理学的改革，目前在精神疾病领域大部分有效的药物都是在这个过程中产生的；而现在，由于生理性新技术的开发和使用，我们或许将要跨入第二次的改革。

正如对其他疾病的研究一样，我们希望知道精神分裂症到底主要是由后天因素造成的，还是由先天原因导致的；是染色体还是环境因素导致患者病情发作。关于家庭的研究和流行病学的研究表明，环境因素会影响疾病的预后：家庭等环境条件若较好，可以减少病情复发的可能性，并且让患者更容易融入社会。这样的话，染色体在这当中到底是什么角色呢？

研究人员为了得到上述问题的答案，用了许多种不同的方法：第一种方法是研究整个家族成员，包括远亲在内。如果一个疾病是基因引起的，那患者的亲属得同一种疾病的概率比其他人要高，而直系亲属得同种疾病的概率会更高。另一种方法是研究双胞胎，如果疾病真的是基因引起的，会表现在疾病的一致性上，也就是说：同卵双胞胎（他们的基因非常接近）二者都得这种病的概率就会比异卵双胞胎高得多，而异卵双胞胎得病的概率就和普通的兄弟姐妹相同。第三种研究方法更好，就是通过研究从一出生就被领养的孩子，同时继续跟踪调查其亲生父母。这样的孩子没有接受亲生父母的教育，而在养父母的家庭环境中成长。如果他们的亲生父母得了某一种病，而孩子也得了这种病，我们就可以推测出这种疾病是由基因遗传的。

许多国家的学者都用这三种方法对精神分裂症进行过研究，他们得出了一致的结果：精神分裂症的发病原因中一个因素确实就是基因。[1]不同的研究显示，精神分裂症患者的兄弟姐妹，精神分裂症的终身患病率是5%～10%，比普通人得病的概率（1%）要高得多。患者的孩子得病的风险也在这个数值范围内。也就是说，精神分裂症患者的孩子、兄弟姐妹有90%的可能在一生中都不得精神分裂症。如果亲生父母双方都得了精神分裂症，孩子就算被健康的夫妇领养，一生中得病的概率也高达50%。

在研究精神分裂症患者家庭的过程中，我们发现他们的亲属不仅得同样疾病的概率比较高，而且亲属中得别的精神疾病的也很多，比如类精神分裂型人格障碍或妄想型人格障碍。所以，研究者们认为，或许不是精神分裂症本身通过基因遗传，而是这些精神疾病有一个共同的“核心”，这个“核心”在其他环境或生理因素影响下，最终形成了精神分裂症或其他较不

1 Schultz C. S., Pato N., «Advances in the genetics of schizophrenia: editor's introduction», *Schizophrenia Bulletin*, 1989, 15, 3, pp.361–363.

严重的精神疾病。精神分裂症遗传的过程中，可能与好几个基因有关。一个个体只有在相关基因达到某个阈值或在同时拥有好几种患病基因的情况下，才会呈现精神分裂症的发病状态。

此外，学术界还有精神分裂症的病毒理论假设：精神分裂症的潜在患者通常在冬天那几个月出生，在这个季节，母亲或新生儿较易被病毒感染。[1]一个小病毒可以引起极小的病变，进而导致某些大脑回路无法正常地发育。[2]

免疫学对于解开精神分裂症的团团迷雾也有贡献：一个法国研究团队证明了一些患者的淋巴细胞和某些免疫反应出现异常现象。[3]

今天最常用的一个精神分裂症模型就是压力敏感模型。这个模型中，精神分裂症的发作，受诱发因素、保护性因素、加重因素之间的互相作用影响。生理性的诱发因素，指人本身基因里携带的信息或在胎儿时期所受的影响，这些因素改变心理发育，减弱大脑处理一些信息的能力，让人更容易患上精神分裂症。加重因素，或加剧病情发展的因素，即充满张力的家庭气氛、父母与青少年沟通时较差的态度、一些带来压力的

---

1 Boyd J. H., Pulver A. E., Stewart W., «Season of birth : Schizophrenia and bipolar disorder», *Schizophrenia Bulletin*, 1986, 12, pp.173-186.

2 Torrey E. F., «A viral-anatomical explanation of schizophrenia», *Schizophrenia Bulletin*, 1991, 17, 1, pp.15-18.

3 Villemain F., Chatenoud L., Galinowski A., Homo-Delarche F., Ginestet D., Loo H., Zarifian E., Bach J. F., «Aberrant T-Cell mediated imunity in untreated schizophrenia patients : Deficient interleukin-2 production», *American Journal of Psychiatry*, 1989, 146, pp.609-616.

事件。而保护潜在患者不发病的保护性因素就是与上述这些情况相反的，如家庭气氛轻松和睦、好的沟通态度，不存在其他压力源。当诱发因素和加重因素或加剧病情发展的因素，二者的总和超过了当前的保护性因素，患者病情发作时就相对较严重；患者经过治疗后病情复发也是同样的机制。安定药的作用与这个机制相反，能减少压力带来的心理负担，所以可被归类为保护性因素。其他还有一些保护性因素，比如训练患者适应社交，进行家庭行为干预疗法，这些都可帮助患者更好地面对日常生活中潜在的压力。

患者为什么需要吃药?

二十世纪六七十年代时，曾有过反对在精神病领域用药的运动。学者们认为，医生为了控制精神病患者而让他们服药，可是这些患者原本就是因为压抑、糟糕的家庭、社会氛围而生病的。[1]安定药则成了医生或警察所使用的“化学式紧身衣”[2]，专门囚禁被西方社会逼疯的人。有些人则根据这个运动相应调整了对治疗精神病患者的治疗，其中罗纳德·莱宁（Ronald

---

1 Cooper D., *Psychiatrie et antipsychiatrie*, Le Seuil, col. Points, 1967.

2 Camisole chimique，直译为束缚患者或囚犯的化学式紧身衣，紧身衣是旧时用来控制精神病患者的一种设备，这里的“化学式紧身衣”是安定药的嘲讽说法。——译者注

Laing）和大卫·科博（David Cooper）甚至认为，不应该减缓患者妄想和幻觉，而应该在他们发生这些情况时“领”他们尝试一种神秘经验，这些经验会丰富患者的人生。他们的出发点非常值得赞赏，但这样的治疗没什么效果。

虽然这个运动总是与“反精神疾病治疗”联系在一起，有点极端，却让我们开始重视精神病患者的生活条件和精神疾病的家庭。干预治疗和社会干预治疗，这些辅助治疗更利于药物治疗发挥好的效果。只是这些反对对精神病患者进行药物治疗的人不该忘记，在使用安定药之前，许多患者长年活在妄想和幻觉的地狱里，为了让他们镇静下来，人们使用的方式非常粗暴，而且对他们本身来说是极具破坏性的，比如，囚禁、隔离、约束行动的紧身衣——这次我指的是真正的紧身衣，而不是化学的。大部分患者一辈子都在医院度过，精神病院的条件就和监狱差不多。

有些精神病院做出了很大的努力，让患者的生活尽量接近正常人。这些精神病院里有田园、农场、工作坊、宗教或艺术活动室，好像缩小的社会，精神病患者在这里被保护，比较有尊严地生活着。[1]但那些严重的精神病患者经常无法享受这种待遇，等待他们的，只有条件最严苛的住院生活。

1952年，法国精神科医生德莱（Delay）和德尼凯（Deniker）

---

1 Postel J. et Quentin J., «La vie quotidienne d'un asile d'aliénés à la fin du XIXe siècle», *Nouvelle histoire de la Psychiatrie*, Toulouse, Privat, 1983, pp.443-449.

把安定药引进精神医学领域，翻转了慢性精神病患者的命运。这些药物大幅度缓解了精神分裂症的症状，上千个接受治疗的患者离开精神病院，回到社会中生活，接受这些药物治疗的患者住院时间也很大程度地缩短了。当时还发展出了一整套患者在医院外的病情随访政策。这一系列与精神医学相关的改变，让精神医学逐渐与别的医疗领域区分开来，在法国我们叫“精神医学领域”（psychiatrie de secteur），法国进行这种领域区分和欧洲其他国家差不多在同一时期。精神病患者在接受了安定药治疗以后，不再那么焦虑，不再那么受幻觉的影响，更快适应医院外面的社会生活，治疗团队则能专注于找到帮助患者更好融入社会生活的方法。

所以，我们为了减轻克里斯提安的幻觉和妄想，给他开了安定药，几个星期后，他的幻觉和妄想都消失了。目前在法国，我们可使用的安定药有二十多种，它们的药效都很好，开药的医生需要找到最适合患者的一种，并确定最合适的剂量。最近一些新的安定药——我们称之为“非典型”安定药，提高了让每个患者都能找到合适的药物的概率。只要遵医嘱规律地吃适量的安定药，大部分患者能恢复到基本正常生活，并且不太被幻觉影响。

我们也可以用肌肉注射的方式注射安定药，患者需要每十五天或每个月注射一次，这就免去了患者每天吃药的麻烦，也让家属不用担心患者没吃药。有研究表示，用注射的方式降低了患者忘记吃药或吃药不规律的风险，因此他们的复发率比较低。

不过遗憾的是，安定药不能解决所有问题。它有一系列不良反应：身体抖动、肌肉僵硬、便秘、体重增加、口干（更容易有龋齿）、疲倦、高血压、失眠。因为这些不良反应，患者常常自己停药——这是复发的最主要原因。

但有很多种做法可以消除大部分不良反应：调整药的剂量，换一种安定药，通过其他药物来抑制，或其他一些简单的做法。所谓“简单做法”，做个类比，就像通过嚼无糖口香糖增加唾液的分泌。克里斯提安参加的医药小组就是这个效用，在小组中，他能清楚地知道他自己接受的治疗的优势和劣势，可能的补救方案；能学会敞开地跟医生沟通，好让医生随时根据他吃药后的反应进行调整。现在这些医药小组发展得越来越好，让患者更好地了解自己的病情和治疗进展，继而降低复发的概率。克里斯提安出院后病情持续好转，毫无疑问，一个很重要的原因就是按时吃安定药，而且，如果出现一些让他不舒服的不良反应，他会及时跟我们讨论。

不幸的是，有10%的精神分裂症患者经过多次尝试，安定药对他们仍没有任何作用。对于这些患者，我们可以尝试使用别的药物，比如锂盐、痛痉宁，或最普通的镇静剂如苯二氮。虽然这些药的效果强弱差别很大，但也能降低患者的焦虑。新的安定药物质，如氯氮平或维思通，目前看起来对传统安定药排斥的精神病患者人群的前景很好。[1]

安定药虽然能有效地抑制阳性症状（妄想和幻觉），但它还有另一个缺点，就是总体上对于阴性症状的效果差一些。患者在服用了安定药之后，幻觉消失了，可别的症状依然存在，比如乏力、对任何事情都缺少兴趣、注意力难以集中、与别人相处时不自在。对于有些患者，可以在进行安定药治疗的同时服用抗抑郁剂，这样就能抑制阴性症状。

我们还可以训练精神分裂症患者按照他自己的节奏慢慢参加一些活动，这样也能抑制阴性症状，避免患者重新把自己孤立起来或无所事事。

这就是为什么大多数的精神科或日间医院都有活动小组。虽然每个地方的活动小组内容大不相同，但它们的目标是一致的，就是帮助患者专注于某一项活动，学习与别人互动。

正在发展中的研究：精神分裂症患者的再社会化

近几年，我们看到很多为了改善精神分裂症引起的缺陷而特别设置的项目，训练患者拥有适应社会的能力，就是这些项目中的一个。精神分裂症患者，或一般的慢性精神疾病患者，就

1 Verhoeven W. M. A.; Den Boer J. A., «Les neuroleptiques atypiques, revues des données cliniques existantes», *L'Encéphale*, 1990, XVI, pp.439-444.

算经过治疗，妄想和幻觉都消失了，他们仍然有与他人沟通的困难。克里斯提安出院后，和陌生人说话就很困扰他。他难以开口表达自己的要求、观点和愿望。他无法清晰地表达自己，也很难用放松、坚定的态度面对别人。这些跟人沟通的困难，会影响患者生活的方方面面：买菜、租房子，甚至只是维持本来已有的关系都很不容易。这些挫折让他们更加沮丧、孤单，给他们造成巨大的精神压力，而压力则是导致复发的主要因素之一。很多年轻患者出院后过着不断重复地再住院的生活，就是这个原因。尽管有了初次住院治疗的经验，更容易找到合适的药物及其剂量，所以住院时间会较短。但由于医院外的社会不总能容忍生病的人，患者要维持治疗效果不复发很难，总是出现不断再住院的情况。

训练患者拥有适应社会的能力，就是帮助患者与他人更好地沟通。在训练中，人们帮助患者学会清晰地表达他们想要的，跟人维持比较正面的关系。这个训练技术从自我肯定的训练发展而来，但更针对慢性精神病患者的特殊性。在一个典型的社会适应能力训练中，治疗师会帮助患者描述一个在日常生活中遇到的、他觉得有困难的场景。

对于克里斯提安来说，这些场景如下：如果邻居问他为什么住院，该怎么回答；去行政机构办事时，他不知道该怎么跟柜台的接待人员说明自己来的原因；他不敢跟秘书坚持自己需要与医生见面，也不敢让妹妹陪自己去参加朋友的聚会，尽管他觉得自己无法一个人去参加；就算他终于鼓足勇气跟妹妹说了，妹妹也同意了，但他还是担心自己无法与朋友中的任何一人顺畅地交谈。只要他跟我们说出那些让他觉得难以处理的场景，我们就可以用角色扮演的方式来帮助他。让克里斯提安本色出演，治疗师扮演与克里斯提安对话的对象，或另一个患者扮演好奇的邻居或难以摆平的秘书。尝试过一次之后，我们对克里斯提安的表现进行分析。例如，对着扮演秘书的心理医生，他可以开口表达自己需要跟医生尽快见面，但被秘书拒绝之后，他就不敢坚持了；他讲话的声音很小，并避免与对方有眼神交流。第二次再进行角色扮演时，他试着尽量看着对方，更清晰地表达自己的意愿，坚持自己的请求。他做到了音量变大，敢于坚持，只是还是不敢看对方。我们肯定他所做的努力和进步，他同意进行第三次角色扮演，而这次，他努力让自己看着“秘书”说话。

通过一次次的尝试，我们可以帮助患者用最接近自己天性的方式，与别人更有效地沟通。患者在这些尝试中慢慢获得与人相处时自在地沟通的能力，从而，他也一点点适应那些医院外面会发生的真实场景。所以，在进行了好多次角色扮演之后，我们给克里斯提安布置了一个任务：去跟真正的秘书约最近见医生的时间。等他下次来见我们时，他告诉我们事情的进展：秘书在他的再次要求下，同意给他一个最近与医生会面的机会。

我们还可以用角色扮演模拟家庭生活的场景，帮助父母和孩子彼此之间有更好的交流。

患者适应社会生活的能力训练，形式有几种：一个患者单独参加，或有一整组的患者一起。训练内容丰富多彩，可以设置各种各样的对话对象或角色扮演的场景。对于经常被孤立的患者来说，在这种疗法中他们被鼓励，也得到了同伴的支持。

不同的研究显示，适应社会生活的能力训练，还有家庭干预疗法，都能帮助患者缩短住院的时间，并在出院后保持治疗结果。克里斯提安和他的家人们都参与了这两种疗法。一项对103名精神分裂症患者进行研究的结果表明：接受过社会生活能力训练的患者中有80%病情没有复发，而只是接受普通随访治疗的患者有59%复发了。[1]另外，关于家庭干预疗法的研究结果更直观，更令人惊讶：家人接受过家庭干预疗法的患者出院后，66%的患者在两年内可以保持治疗效果而不复发，而普通治疗的患者中只有17%没有复发。[2]

其他的疗法呢？

行为疗法对治疗精神分裂症颇有效果，接受过这种疗法的

1 Hogarty G. E., Anderson C. M., Reiss D., et coll., «Family psycho-education, social skills training and maintenance chimotherapy in aftercare treatment for schizophrenia», *Arch. Gen. Psychiatry*, 1986, 43, pp.633-642.（两年的跟踪调查后的结果收录在同一本期刊中。）

2 Falloon I. R. H., Boyd J. L., Mc Gill C. W., et coll., «Family management in the prevention and morbidity of schizophrenia», *Arch. Gen. Psychiatry*, 1985, 42, pp.887-897.

患者复发率较低，他们需要的药物也更少。但这不意味着其他方法没有用，比如心理分析就很有效，但前提是，治疗师必须根据精神分裂症患者的特殊情况采取对症的心理分析法。此外值得注意的是，不管采取哪种治疗方法，所有的结果都和治疗师本身有关。有些治疗师可以用一些非常个人化的方式，甚至是当前研究还未评估过的方式帮助患者很大程度地改善病情。综上所述，不管治疗师用什么方法对患者进行治疗，重要的是他本身的品格特征：耐心、同理心、平稳、脚踏实地，不管患者需要多长的治疗和陪伴时间，他都对患者保持着极大的兴趣。

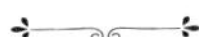

就在20世纪初，对于精神分裂症的看法还非常悲观，人们认为这种疾病的病情只会不可抗拒地每况愈下。这种悲观观点由两个原因引起：第一，大部分精神科医生遇到的都是病情最严重、必须关进精神病收容所的患者；第二，当时还没有出现让患者病情好转的药物。但后来，不管在欧洲还是在美国，严谨的流行病学研究跟踪调查了许多患者，甚至跟踪其中一些患者超过了四十年，最终得出了相对乐观的结论：差不多三分之一的患者在生病多年之后，症状逐渐消失，有一大部分人还重新找到了工作，回归正常的社会生活。[1]

至于克里斯提安，他的病情不断好转。出院后有六个月的时间，他有规律地去日间医院回诊。后来他表示希望从父母家搬出来自己一个人住，他们全家人就一起讨论了这件事——他们经过了家庭干预治疗已经知道如何更好地沟通，最后他们全体都同意在离父母公寓不远的地方给克里斯提安租一个房间，但因为担心克里斯提安自己不会好好吃饭，他们要求他每天要回家吃晚餐。

这个改变进行得很顺利。第二年的九月开学季，克里斯提安的病症得到很大的改善。他打算继续上学，只是，他不打算接着读法律，对他来说，法律要读的时间太长，内容又太抽象。生病前的大学生活给他留下很差的印象。因此，在和父母、治疗团队以及职业规划顾问讨论之后，他决定读两年的会计课程。当然，他无法像其他人一样全日制读书，只能用一半的时间读这些课程。他买了台小的个人电脑，并学习如何使用它。他很喜欢操作电脑，比起与人打交道，这对他来说要轻松得多，也能缓解他的症状。他的病情不断好转，但他仍然坚持有规律地吃安定药，剂量当然比以前小了；他每个月都会去离他家很近的一个精神科医生那里回诊，跟这个医生讨论日常生活中遇到的问题。

---

1 «Issue theme : Long term follow-up studies of schizophrenia», *Schizophrenia Bulletin*, 1988, vol.14, n° 4.

后来，有两次他的幻觉又出现了。由于他已经非常了解这个疾病，就自己加大了安定药的剂量，并立刻约见了医生。这样做有效地避免了再次住院。他的家人每季度和家庭干预治疗师见一次面，总结一下近期的情况，好让家人之间保持良好的沟通习惯。克里斯提安的父母还联系上了当地精神疾病患者的朋友和家属联盟的分支——为了给予患者的家人支持和建议，法国各地都有这个机构。克里斯提安的家人经常参加这个机构的会议，这让他们可以和其他患者家属有些交流，一起分享他们遇到的问题。这些问题常常引起其他人的共鸣，并避免了社会隔离的现象——很多有精神分裂症孩子的父母常常处于社会隔离的状态。G.太太的抑郁症也好了，她甚至在当地的联盟协会里扮演重要的角色。

这就是克里斯提安的故事。其他同样患上精神分裂症的年轻人不一定有一样的经历，他们有的可能好得更快，更容易过上正常人的生活；还有一些可能虽然经过治疗，仍然长时间处于生病的状态。有些人可能很快就复发，有些则几乎不复发。但他们所有人，都需要自己的家庭、医生、社会的接纳，都希望其他人看到他们正努力重新获得独立生活的能力。

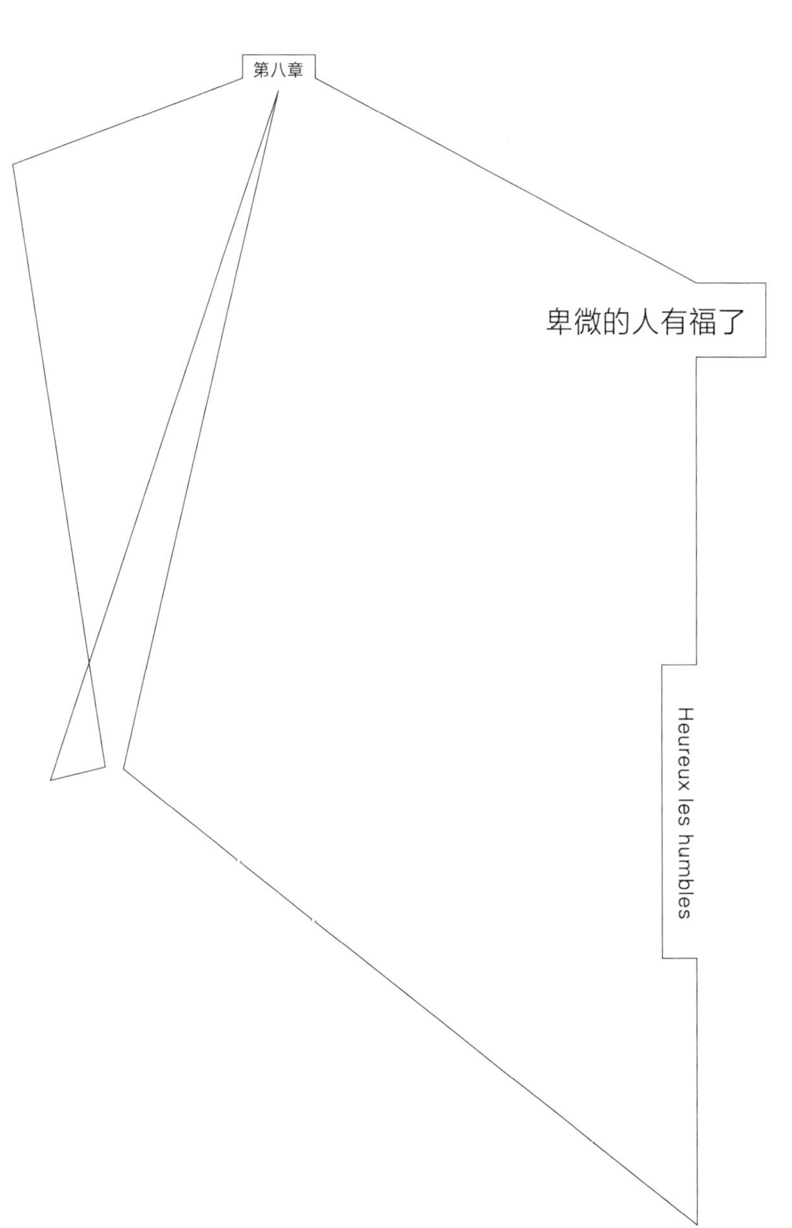

第八章

卑微的人有福了

Heureux les humbles

二十四岁的西尔维在一个政府部门当秘书。微薄的工资不够她在巴黎租一套足够体面的公寓，她只好住在郊区的一个两室公寓中，每天花两个多小时乘坐公共交通工具往返于单位与公寓之间。她的上司又高又瘦，脸色苍白得吓人，看上去比实际年龄大多了。他总觉得以自己的能力应该当上局长，但眼看着就要退休了，仍然还是个副局长，也没有要升迁的迹象。一年年过去，他变得越来越乖戾。他的脾气阴晴不定，批评的话语尖酸刻薄，西尔维和她的同事们都非常怕他。她好几次递交了转部门申请，但因为她单身，资历不够，也没有特别的后台，每次的申请都不了了之。她工作的内容就是打字，打出各种各样的信件和文件，打完之后拿去给上司签名。每次当她手里拿着文件夹走进上司的办公室时，心里就已经吓得直哆嗦了。进了办公室，上司用犀利的眼神看文件，她站在旁边，觉得自己浑身都在颤抖，甚至连视线都开始模糊，只能看到上司发亮的光头，闻到上司光头上发出的洗发水味。当上司严厉地指出她打错的地方时，她吓得无法说出一个字来。上司的批评中总是带着羞辱西尔维智商和专业水平的词语。

有时她也会被安排和别的秘书一起接听部门的电话。她觉得整个工作内容非常无聊。她在高考之后，获得了秘书职务技术员合格证书。她原本希望读书的时间再长一点儿，但进大学就意味着她要离开长大的小城市，去稍大一些设立了大学的城市。她的父母很实际地告诉她，家里没有钱让她读大学，而她希望自己赶快独立，所以就参加了行政考试，拿到证书后来到巴黎开始在政府部门工作。搬到巴黎之后，她与高中时期的全部朋友都失去了联系。在巴黎，她除办公室的同事之外，再也不认识其他人了。她的办公室里有一个比她年长、离过婚的女人，她们成了好朋友，偶尔会一起去办公室旁边的小酒馆吃饭，周末有时也会一起去看电影或在巴黎转一圈。

西尔维每个月都会回家看父母，但她与父母之间的关系从来都不是特别亲密。她父亲是个退休工人，过去曾经酗酒，这些年更加沉默寡言，从不主动跟她说话。他一整天要么在看电视，要么就在打理他的小花园。她的母亲则正相反，不停地逼问她在巴黎的生活情况，批评她吃饭、穿衣的方式，时常说她到这个年纪还没有结婚真让人着急。所以每次西尔维去和父母度过一个周末后，要离开家回巴黎时心情总是五味杂陈，又难过又轻松。

她的感情生活也不是很顺利。高中时，她曾有过一个关系稳定的男朋友，他们在一起好几年，但男孩服兵役时在军队驻扎的城市找了另一个女人，就跟她分手了。这之后，她有过三段短暂的恋爱关系。那些男人是她在度假、参加划船课程、徒步的过程中认识的，可他们回到巴黎后并未联系她跟她继续发展恋情。

去年，她和单位另一个部门的一个已婚男子有了感情。她很爱这个男人，这个男人很绅士也很风趣，只是从一开始他就说得非常清楚：他绝不会离开自己的妻子，如果西尔维觉得无法忍受这种情况，随时可以离开他。他的一个朋友借给他们一个单间公寓，有时他们傍晚会在那里见个面。周六的时候，已婚男子偶尔会跟妻子说自己需要出门买修理工具，其实是为了出来见她。随着西尔维对他的感情越来越深，她也变得越来越不幸。夏天假期结束之后，他说他们必须终止这种没有未来的关系，他们不能再见面了。她接受了，但接下来的一整年，她都在思念他。那年冬天对她来说太难熬了：她睡不着，工作也不专心，结果出的错误更多，上司对她的批评越发尖刻。就是那段时间，她跟那个离婚的女同事成了好朋友，有什么心里话都会跟她说。

西尔维的脸庞瘦小、漂亮，散发着端庄温柔的气息。棕色的大眼睛透着淡淡的忧伤，似乎在期待着什么的同时等待着失望的降临。她的身材小巧、精致，充满了女性的魅力。这样的身材，对男人来说非常有吸引力。但她穿着深色宽松的衣服，盖住了她的好身材，似乎是想特意隐藏自己的好身材。西尔维说话的时候，双手紧张地摆放在背包旁边。她的双手细小、苍白，看上去很像用功学习的孩子的双手。就是这双手，拿着文件在上司面前，紧张得颤抖不停、无法控制。

我听着她的故事，猜想她大概是因抑郁症来看医生的。她提到去年冬天特别煎熬：无法入睡、注意力不集中、没有精力，这已经很明显是抑郁的表现，但她并没有找医生看病。从那时起，她的工作、感情、生活各方面都没发生任何好转，所以极有可能虽然她的状态在慢慢好转，但毕竟没有经过治疗，仍有那些抑郁的症状。

这种抑郁单靠药物治疗并没什么效果。西尔维的经历，正是许多大城市单身女性的经历：她们的工作收入不高，也没什么发展前景，大部分空闲时间都在公交车上度过，好不容易盼来了周末，等来的却只是更深的孤独。时间一年年过去，除了越来越无法排挤的孤寂感，其他一无所获。这些情况加起来，再有效的抗抑郁剂也不能带来奇迹，但至少，服用抗抑郁剂能恢复精力，让人有体力改善令人抑郁的生活条件。这个社会制造出充满压力的生活条件（越来越细的分工、孤单的生活、单身的状态、喧闹而孤独的人群），显然我们并非天生就有能力面对这些；但同样的社会，也制造出了减缓这些痛苦的处方（训练有素的心理治疗师、安定药、抗抑郁剂、病假）。

我问西尔维为什么要来我们这个部门问诊，她说是因为在《女性日报》上读了一篇文章。

“一篇关于抑郁症的文章吗？”

她用棕色的大眼睛不安地看着我，似乎怀疑自己来错了地方。

“不是的……是一篇关于暴食症的文章。”

“暴食症？您认为您自己有暴食症？”

“是的。读完那篇文章后，我非常肯定。”

“跟我讲讲您的暴食症都有哪些表现吧。”

“我真是……难以启齿。我觉得很羞耻。除了那个跟我同一个办公室的朋友，我没对任何一个人说过。”

“别担心，我们这里经常听到暴食症的故事。若有必要，我还会问您一些问题，帮助您讲得更清楚。”

近十年来，在专业的医学报刊上和一些女性杂志上，出现了大量关于暴食症的文章和报道。可以看出，人们对于暴食症的兴趣大增。

随着人们对这个疾病的描述增多，大众也越来越了解这个疾病，因暴食症来看精神科医生的年轻女性人数也激增。这个疾病本身并不是最近才有的，但可能从前大部分患者不敢说出来。他们耻于自己的饮食行为，也不知道有治疗的可能性，所以就没有寻求医疗帮助，自己保守着秘密。

我们很难评估暴食症的发作频率。不同的研究收集数据用的方法不尽相同：有些用患者填写的自测题，还有一些是与医生面对面交谈记录下来的。而且，诊断也很难有统一标准。吃多少食物，或每周有几次大量进食，才能诊断为暴食症呢？根据《精神疾病诊断与统计手册III》，一个体重正常的人，每周暴饮暴食至少两次，这样的情况持续至少三个月，就算得了暴食症。女性在求学期间患暴食症的比例是总人口数的2% ~ 10%，有些研究指出女大学生的比例更高，为10% ~ 20%，这就意味着五至十名年轻女性中，就有一名女性有进食行为障碍。[1]男性较少患暴食症，比例在5‰左右；在饮食受严格控制的男性高级运动员中，患暴食症的比例才稍微高于5‰。[2]

“通常在回到家时，我会吃很多。”

“每天晚上吗？”

“不，不是每天晚上，但也差不多了。每周有四五个晚上吧。”

“每次暴饮暴食的情况是怎么样的呢？”

---

1 Fairburn C. G., Beglin S. J., «Studies of epidemiology of bulimia nervosa», *American Journal of Psychiatry*, 1990, 147, pp.401–408.

2 Carlat D. J., Camargo C. A., «Review of bulimia nervosa in males», *American Journal of Psychiatry*, 1991, 148, 7, pp.831–843.

“嗯，我到厨房，然后就开始吃了。”

“您吃什么？”

“哦，这要看情况。通常，我先吃一些抹了黄油和果酱的面包，我可以吃下一整条法棍，还吃得很快；接着吃水果酸奶，或罐装的甜点——您知道那种甜点吧，我能连着吃五个。”

“您还吃别的东西吗？”

“面包夹巧克力，一整板或两板巧克力。如果没有巧克力，我就吃好几包饼干。”

“除了您提到的这些食物，您在暴饮暴食时还有什么特别偏爱的食物吗？”

“唔，没了。有些我很喜欢的食物，有时我确实会吃得多一些，但那和暴饮暴食时的情况不同。”

“与暴饮暴食时不同的情况是怎么样的？”

“就是吃正餐时的情形。比方说，巧克力奶油，我会吃双份，尽管我不是真的想吃，但我吃的速度是正常的。”

“您可以大概估算一下您在暴食时吃的那些东西总共有多大的量吗？平均数量。”

“好的……一根抹了果酱的法棍、一整排酸奶——就是六盒、一包饼干，再加上一到两个酸奶，接着还有一板巧克力。”

“你总共花多长时间吃完这些？”

“看情况。有时，吃到一半我能强迫自己成功地离开厨房，但一刻钟之后会再回去接着吃。如果我一次性吃完这些，差不多需要半个小时。”

“所以您吃得很快。”

“是的，这太可怕了，我简直就是狼吞虎咽。如果……如果有人在那个时候看到我……”

西尔维眼眶红了，啜泣着。

“您的反应是正常的，所有患者想到自己暴饮暴食时的情形都会难过。”

“好吧，谢谢您的安慰。”

“我们现在来聊聊您的体重吧。您多高？体重是多少？”

“我有五十千克，身高一米六二。我觉得自己太胖了。”

“太胖？您应该知道对于一位年轻女性来说，五十公斤一米六二是标准体重。”

“是的，在体重表上是这样写的。但我不一样，我骨头很轻很细，您看看我的手腕就知道了。”

“您觉得自己哪里胖？”

“屁股。我的屁股圆滚滚的。”

确实，西尔维的屁股有些圆，胸部也很丰满，但这和她偏瘦的身材很不相称，对大部分男人来说，这是非常有吸引力的身材。然而，她却不喜欢让她具有女性魅力的那些特征，这一点显然值得深究。

“我看到的是，您虽然有暴食的问题，但您仍然保持着正常的体重。您是怎么做到的？”

“唔……我暴饮暴食后的第二天，几乎不吃任何东西，最多中午吃一点点生菜沙拉。我也做很多运动，每天都去健身房锻炼。”

“这样做就保持住身材了吗？还有没有别的方法？”

“有的……有时，我吃很多，就会自己催吐。当然我也不总是这样做。”

“您给自己催吐有多长时间了？”

“哦，大概两个月吧。有一天暴食之后，肚子实在被撑得太大了，很不舒服，我就想，催吐应该会让自己舒服一点儿。”

“催吐后，您真的舒服了吗？”

“身体上确实舒服一些，但我心里不很舒服，因为觉得呕吐很恶心。”

“您没有更频繁地催吐，这很好。通常，催吐会加剧暴饮暴食，治疗起来也更困难。我请您尽量少催吐，别让催吐成为另一个问题。”

“如果我肚子不舒服呢？”

“那我们到时再来看。您知道什么是记录表格吗？”

西尔维描述的症状完全符合暴食症：经常发生失控的大量进食行为；在短时间内吃掉非常多的食物；自觉失去了对吃东西的控制能力，即完全无法自制。

她身上有两个我们经常在暴食症患者身上看到的特征：吃完之后自我诱导呕吐；过度关注体重和体形。我将西尔维暴食症的严重程度评估为中等：她一天最多暴饮暴食一次，而且不会每天都暴食；也不是每次吃完就催吐，催吐的比例只有一半；暴饮暴食的时间不会超过半小时。

有些患者的情况严重得多：每天暴饮暴食好几次，加上催吐，这样他们一整天就在吃东西和催吐中度过。病到这种程度的患者，很快会因为其暴饮暴食和催吐行为产生其他疾病——呕吐引起食道溃疡、牙釉质受损、龋齿增多；而且呕吐让身体里的钾严重流失，导致血钾骤降，从而引起心律不齐。此外，患者为了减肥，通常会在没有医嘱的情况下吃利尿剂或泻药——这种行为其实非常危险，导致水电解质失衡的情况更加严重。以上种种情况，最后的结果就是暴食症患者在治疗的初期，经常需要先住院。

西尔维显然很在意她的体重，还好，她认为自己只是稍微重几千克，她希望达到的体重也没那么荒唐。厌食症的患者对体重的期待则疯狂得多。得了厌食症的女性对自己身体的看法非常扭曲，她们认为自己太胖，为了达到自己认为合适的体重，甘心付出一切代价。她们瘦到一个地步，看上去像刚从集中营里被放出来一样。尽管身边人很担心，她们还是觉得自己瘦得正常，为了避免体重增加，她们尽一切努力维持节食（用忍饥挨饿来形容比较恰当）的习惯。为了消耗掉她们认为多余的脂肪，她们还长期做大量强度很高的运动。大概一半的厌食症患者同时患有暴食症。说到有名的厌食症患者，我们会想到奥地利的伊丽莎白（Elisabeth d'Autriche），昵称茜茜；还有哲学家西蒙娜・韦伊（Simone Weil），最终她因长年节食营养不良而英年早逝。[1]因心理因素引起的厌食症非常复杂，也很神秘。

按照西尔维的症状，我们判断她应该处于厌食—暴食症的初期阶段：她极度在意自己的体形，在暴饮暴食之外，她遵循严格的节食习惯，去健身房做强度很高的运动，希望自己更瘦一些。幸好，她的症状不算严重，理想的体重（当然，她的朋友和家庭医生都觉得她目前的身材很好）和正常值只相差两三千克。病症严重的厌食症患者期待的体重则比正常值低得多，比如身高一米六的厌食症患者会认为她理想的体重是三十五千克，这可比正常值低太多了。

西尔维在饮食上的问题也未到最严重的地步，所以我们可以期待治疗能达到很好的效果。现在开始治疗非常及时，如果一直不看医生，她的病情可能会变得更严重，一旦催吐成为常态，治疗起来就困难得多了。

她说是读了一篇关于暴食症的文章后来看医生的，这以前，暴饮暴食是她的秘密。这样看起来，这些女性周刊的文章，谨慎地传递与治疗相关的信息，让很多读者不再自我控诉，以此鼓励许多年轻女性读者就医，间接提高了这个疾病的就医率。

1　Raimbault G., Eliacheff C., *Les Indomptables, figures de l'anorexie*, Paris, Odile Jacob, 1989.

就像抑郁症一样，解释饮食行为失控的理论也非常多，但没有一个理论是被科学证实的。有些理论偏向用生理因素去解释：一些研究表明，患者有轻微的荷尔蒙失调，尤其是在做刺激测试时荷尔蒙失调更为明显，但这些研究结果并不是常态。[1]有些研究者认为可能是新陈代谢异常引起的，饮食行为失控患者的静息能量消耗较低，导致他们自己无法控制饮食摄入行为。[2]目前越来越多的研究者对脑神经递质产生兴趣，脑神经递质包括血清素、去甲肾上腺素、缩胆囊素、内啡呔等，它们调节食欲和进食行为。[3]

目前有一项最新的流行病学研究，对象是两千多对双胞胎姐妹，证明一些因素确实可能导致暴食症，比如1960年以后出生、有过体重骤增或骤减的历史、认为过瘦的身材才是理想身材等。[4]

纵观历史，变瘦是我们现代社会特有的现象。研究者对比了二十年来女性杂志中的模特照片和《花花公子》精选的“当月玩伴”的照片，使用严肃的科学方法，精确地算出了这些年

1 Ollié J.-P., Truffinet Ph., «Comportements boulimiques, données cliniques, biochimiques, pharmacologiques», *L'Encéphale*, 1989, XV, pp.263-272.

2 Orbazanek et al., «Reduced resting metabolic rates in patients with bulimia nervosa», *Archives of General Psychiatry*, 1991, 48, pp.456-462.

3 Basard P. Act. Med Inter, «Neurotransmetteurs et boulimie : spéculations théoriques et découvertes empiriques», *Psychiatrie*, 9, 140, mars 1992, pp.1928-1929.

4 Kendler K. S., Mac Lean C., Neale M., Kessler R., Heath A., Eaves L., «The genetic epidemiology of bulimia nervosa», *American Journal of Psychiatry*, 1991, 148, 12, pp.1267-1637.

轻女性从20世纪60年代至今的身材变化，发现她们的总体趋势是越来越瘦。还有研究指出，在西方国家，身材苗条与较高的社会地位及自制能力紧紧联系在一起。[1]女性须尽力保持瘦长的身材，这种趋势对于像西尔维这样天生容易变得圆润的人来说相当苛刻，而事实上，几十年前，她那样的身材才是完美的。

就像其他许多精神、心理疾病一样，要研究病因，人们必然提到家庭教育的问题。同样这方面的理论也非常多，有人认为母亲是喂养孩子的第一个人，与母亲的关系自然在患者饮食问题上扮演重要的角色，但研究的结果却令这些人失望。有些对比研究，比较了暴食症患者和“正常人”的家庭，并没有发现哪种关系模式让人较易患上暴食症。前文提到的最新流行病学研究发现，孩子与母亲的关系对于暴食症没什么影响，调查得暴食症的年轻女性家庭时反而发现部分患者缺乏父亲的关爱。[2]综上所述，研究暴食症病因时只关注单一因素是毫无益处的，暴食症和其他精神疾病一样，受多方面因素交互影响。

不管是对于西尔维还是对于其他暴食症患者而言，治疗

1 Furnham A., Alibhai N., «Cross-cultural differences in the perception of female body shapes», *Psychological Medecine*, 1983, 13, pp.829-837.

2 Walsh B. T., Hadigan C. M., Devlin M. J., Gladis M., Roose S. P., «Long-term outcome of antidepressant treatment for bulimia nervosa», *American Journal of Psychiatry*, 1991, 148-149, pp.1206-1212.

方式有很多种，可根据患者的个例情况，进行药物治疗或心理治疗。

这样的治疗通常不是一个医生就可以完成的，通常需要一个治疗团队，这个团队由在治疗暴食症方面拥有不同专业能力的医护人员组成。在北美，这样的团队以“进食障碍诊所”的形式出现，这也是欧洲的趋势。在药物治疗方面，一些抗抑郁剂，比如去郁敏、氟西汀，对有些患暴食症的患者很有效，所以有的精神科医生遇到暴食症就开这两种药。1980年以来，共有十三项研究测试了抗抑郁剂对于暴食症的治疗效果，其中十一项研究发现在结合别的治疗方法的前提下，抗抑郁剂比安慰剂有效。[1]暴食症和抑郁症之间的关系非常复杂。有些学者认为暴饮暴食的行为引起抑郁症，另一些则认为两者之间互相影响。研究证明，父母得暴食症的家庭中，子女得抑郁症的比例相对较高。这样的现象会让人认为这两种疾病之间在基因上有某种关联性。然而所有这些研究，仍不足以让我们得出清晰的结论，要明白暴食症和抑郁症之间的关系，还需要更进一步的研究。[2]用以治疗躁郁症、调节情绪的药，比如锂盐或痛痉

1 Fairburn C. G., Jones R., Peveler R. C., Carr S. J., Solomon R. A., O'Connor M. E., Burton J., Hope R. A., «Three Psychological Treatment for Bulimia Nervosa: A comparative trial», *Arch. Gen. Psychiatry*, 1991, 48, pp.462–469.

2 Criquillon-Doublet S., Samuel-Lajeunesse B., «Boulimies et dépressions, leur relation clinique», *L'Encéphale*, 1989, XV, pp.227–231.

宁对有些暴食症患者也有效，[1]只是我们远不能保证这些药对所有暴食症患者都有效。

第一次见面结束时，我让西尔维在下次见面之前，有规律地填写记录表格中的项目。内容包括时间、地点、食物、情绪、情绪强烈程度、呕吐、心理活动。

西尔维需要把不同的情况记录下来，只要吃东西，不管是在正常三餐时，还是在暴饮暴食时，她都得把情况详细地记下来。

在这个记录表格中，她得记下吃东西的时间、地点；在食物一栏中，巨细靡遗地写下她吃进去的东西；在情绪这一栏中，记下当时的情绪：焦虑、伤心、愤怒、愉快或平静；情绪强烈程度那一栏则用一至四颗星标明情绪的强烈程度；每呕吐一次就需要在呕吐这一栏打上一个钩，并在最后一栏用简短几句话记下在暴饮暴食前、中、后时和悲伤、焦虑时的心理活动。

简单地说，就是她必须在三种情况下做记录：暴饮暴食之后，情绪激烈起伏之后，正常三餐之后。她必须随身携带这个记录表格，这样才能在事情发生的每个当下，趁着感受还“鲜明”的时候，及时填写表格内容。

“这个记录表格能帮助我们理解某些状况和您的情绪、饮

1 Galinowski A., «Apport des chimiothérapies dans le traitement des conduites boulimiques», *L'Encéphale*, 1989, XV, pp.243–247.

食行为之间的关系。您能理解吧？”

“能。比如说，弄清楚我觉得难过的晚上，是不是更容易暴饮暴食。”

“正是如此。”

“弄清楚之后，我们可以做些什么呢？”

“到时看看我们能不能一起来改变那些引发暴饮暴食的情境或情绪。我们称这些为‘触发’情境或情绪。”

“要改变很难吧。”

“确实有难度。我们到时候再看。”

接下来的两个星期，西尔维有规律地填写这个表格，只有一两天她没有暴饮暴食或情绪特别糟糕的时候忘记填写了。

“好奇怪啊，我发现这两个星期来暴饮暴食的情况变少了。”

“根据您的记录表格，一共发生了八次。”

“是的，我想这比我以前少了些。”

“恭喜您！有时，自己记录表格这样一个简单的行为就能减少暴饮暴食的发生。这招儿不仅对暴食症有效，比如，只要记录自己吃的食物，到最后一定会吃得比较少；抽烟者只要每次数一下抽了几根烟，最后也会发现自己抽烟的量降低了。通过这个记录表格，您还有别的发现吗？”

“有的，我发现了什么是我的‘触发’情境。”

“有哪些？”

“您看，我把那些重复发生的场景画出来了。”

在表格上，确实有好几次重复的情景：

办公室。下午四点。我把打好的信件给上司看，他指出我的错误，跟我说我需要回学校重新学。羞耻、愤怒（三颗星）。没人会尊重我，我毫无价值。

上司这种羞辱性的批评一共发生了四次，在被上司批评的四天中，有三个晚上她暴饮暴食了。另一个典型的“触发”情景如下：

家里。晚上八点。又是一个人在家。伤心（三颗星）。暴食：半根法棍，果酱，一盒巧克力饼干，六个酸奶，半排巧克力。我把自己塞饱。我总是孤单一个人。我不可能找到愿意和我共度余生的男人。

所以，西尔维意识到自己在两种情绪或情况下会暴饮暴食：一是当上司批评了她，让她觉得自己被贬低却无力反驳，若直到晚上她都无法摆脱这种被贬低的感觉，她就会暴饮暴食；二是当她晚上一个人在家，觉得自己没有价值，感到焦虑，并认为没有男人会愿意跟她在一起一辈子的时候。

当然，还有一个方便暴饮暴食的条件，就是厨房里现成的食物，比如面包、黄油、果酱、蛋糕、巧克力等。

根据上面的情况，我建议西尔维改变面对“触发”情境时的心态，这样我们就可以看看心态改变后暴食的次数是不是就减少了，若是这样，就可以确定她的观察是对的。

我们可以从两个方面来处理上司的批评：首先让西尔维习

惯上司对她的批评，然后再帮助她给上司提议，让上司不要进行人身攻击，降低他批评的频率。

“我觉得这很难。”

“我们试试看。我们从让您习惯上司的批评开始。我看得出来，您一直都对批评非常敏感。”

“是的。我想这是从我妈妈那儿来的，她老是批评我，还经常当众批评我。”

“有可能。确实有可能从童年时期开始，您就对批评非常敏感了。但现在我们感兴趣的，不仅是您为什么对别人的批评敏感，更重要的是您如何保持这种敏感性，还有怎么做才能脱离它。”

接着，我向西尔维解释，如果我们重复且长时间地置身于令自己害怕的情境中，最后这个情境将不再让我们害怕。好用的还是老方法：暴露疗法，前几个故事中我们已经看到有患者得益于这个疗法了。

“您希望我更多暴露于上司的批评中，是这样吗？”

“理论上是的，而且这会带来非常不错的效果。但实际操作起来很难，您还得故意多做点错事，这会给您带来很多麻烦的。”

“那要怎么做呢？”

“与其在实际生活中多制造这样的情况，还不如简单点，就用想象的，通过想象，您的神经系统会开始适应批评……”

我让西尔维闭上眼睛，想象自己正向上司的办公室走去，同时跟我描述她看到了什么。

“您看到什么了呢？”

“他坐在办公桌前，看着我走向他。他看上去非常严肃。”

“然后呢？”

“他开始读文件夹中的信件内容，我一边看他的头顶，一边全身发抖。”

我观察着西尔维，她在椅子上全身僵直，闭着眼睛，身体在微微发抖。

“接着发生了什么？”

“他抬起头，看着我说……他对我说……”

西尔维的上嘴唇颤抖着。

“他对您说什么？”

“他对我说：‘我觉得……我觉得你就是个白痴，不然你就是不把工作放在眼里！’”

西尔维哭了起来。

她平静下来之后，我让她重新仔细地想象那个场景，同时跟之前一样向我描述发生了什么。她再一次做到了，但这次她没有哭。接下来，我让她再一次在想象中回到那个场景里，但不需要跟我描述。

“您做到了吗？”

“是的，在我的脑中栩栩如生啊。”

“很好，请您重新想象这个场景，多想象几次。”

这次会面结束时，西尔维可以非常详细地想象上司批评她的情景，在想象中，上司用最刻薄的话批评她，她已经不像第一次想象时情绪那么激动了。我让她每天努力地想象几次上司批评她的情形。随后的那次见面，她所描述的，正如我所期待的一样：

“他像往常一样批评我，但我没那么在意了！”

我治疗西尔维所用的方法，正是行为疗法中最基本的方法之一：暴露法[1]。只要让人暴露于自己害怕的情况中足够长的时间，他的焦虑感最终会降低。可惜的是，人的天性逃避这种暴露，我们总是倾向于避免或尽快逃避这种令人害怕的场景（但逃避现象不会出现在生命真正有危险的情况下），所以我们经常在惧怕还未降低时就已经逃离了现场。暴露于令人害怕的场景中，可以在现实中，例如戴手套的年轻女人那个病例；也可以在想象中，治疗“幽禁的大提琴手”时就是这样。唯一的重点就是要不断重复，延长暴露的时间，直到患者的情绪强度降低为止。在“幽禁的大提琴手”中，我们用放松结合想象中的暴露，这种方法对很多患者都有效。

进行暴露疗法的同时，西尔维在医院饮食专家的帮助下，对饮食行为也做了一些调整。她中午吃生菜沙拉时，配上瘦肉

---

1 Marks I., «La psychothérapie comportementale des névroses, principes généraux», *Traitement et prise en charge des malades névrotiques*, trad. Française de Yvon-Jacques Lavallée, Paris, Gaëtan Morin Éditeur, Éditions Eska, 1985.

或鱼、奶酪；下午四点喝个下午茶，配几块饼干，这样晚上她就不会那么饿，可以减少暴饮暴食的冲动。当然这样的调整只能有一点帮助，因为并不是正常的“饥饿感”导致患者暴饮暴食。此外，她也做了食物采买计划，减少即食食物的购买量，这样，要暴饮暴食就没那么方便了，客观上限制了暴食症的发作。

饮食专家也对她使用了暴露与反应预防疗法。进行治疗时，西尔维先吃一种容易让她失去控制的食物，比如饼干（暴露于有风险的情况下），在吃完一包前停下来（反应预防，也就是说平常她习惯是吃完一整包）。这样，她就学习了主动控制自己的饮食行为，而不是任凭吃完一整包的行为发展下去。接下来的四个星期，由那位饮食专家或我对她进行每周一次到两次的治疗，这之后，她不再有任何自我诱导呕吐行为，暴饮暴食的次数也没那么多了。

西尔维继续制作记录表格。但现在上司批评她的时候，她的情绪强度只有一颗星，被批评的当天晚上也几乎没有暴饮暴食行为。

“情况确实好多了，但被他批评我还是很有压力。面对他我平静了许多，可我还是不知道怎么回应他，这让我很不舒服。”

“您可以怎么反驳他呢？”

“反驳他？我可不想再度激怒他，他是我的上司啊！”

“我们的目标不是激怒他，而是您怎样自在地表达自己的想法，这对您有好处，也有可能会稍微改变一下他对您的态度。您心底希望他怎样对待您呢？”

西尔维承认上司指出来的地方确实是她做错的，但他在指出错误时老用尖酸刻薄的话对她进行人身攻击，说她愚蠢、没文化或懒惰。在她打了一篇毫无错误的长篇报告时——有时她确实能做得这么好，希望他能够稍微表扬一下。

“很好啊，您为什么不跟他说呢？”

“说什么？”

“就是您刚才跟我说的话。您觉得他指出您的错误是对的，但请他不要说那些侮辱人的话，您也喜欢听表扬的话。”

“这不可能啊。”

“您这样说有什么风险？”

“他会生气。”

“然后呢？”

“他会打分。”

“给您打很差的分数？”

“是的。”

“这对您的职业生涯或治疗有什么影响吗？”

“几乎没有。”

“我希望您想一下，如果您对他这样说，会发生的最坏的情况是什么，最好的情况又是什么。”

我们讨论了几分钟之后，西尔维得出了如下的结论：最糟的情况就是她的上司会生气，继续对她态度恶劣，给她很低的分数；最好的情况则是，他将来有可能改变对待西尔维的方式。就算发生了最糟的情况，她也已经可以忍受了，而且，她会感觉好一些，因为至少她不是任人批评而无任何回应了。

“好吧，那我们就把上面讨论的结论应用到角色扮演中。”

两次的治疗中，我扮演着西尔维的上司。她向我的办公桌走来，我假装在读一些信件，然后抬头看看她，对她说：“我觉得你要么就是完全不把工作放在眼里，要么就是太笨了。”

重复了几次之后，她终于回答我说：

“我明白您想让我知道有些地方是我打错了，但您说我笨或者说我不把工作放在眼里，让我觉得被羞辱了。”

“但你自己出了这么愚蠢的错误，我还能怎么说！”

“我再重复说一次，我理解您的用意是让我知道哪里出错了，可是您说我笨，一点儿也不能让我少犯点错误。”

“这是你自己的问题，是你做错事了。”

“我确实出错了，您让我看到这些错的地方是应该的，但您说我笨或说我不把工作放在眼里，不会帮助我表现更好。您这样说时，我感到很不舒服。”

我们一直重复着角色扮演，让上司这个角色说出我们能够想象到的最恶劣、最具攻击性的话语，直到西尔维连这种情况都可以泰然处之。在西尔维的回应中，她可以按照自己习惯的方式组织语言，但必须得说明三点：承认上司的观点（她自己要为所犯的错误负责任，他提出这点也是对的）；坚定地说出自己的观点（羞辱性的人身攻击并不会帮助她下次做得更好）；不要对上司进行人身攻击（不可以说：他像个暴君，是个不好的上司，是个狭隘或刻薄的人），而是针对他的行为（指出他批评西尔维愚蠢是不对的）。

“差不多了，我觉得您应该可以去试试了。”

“我想我敢这么做了。”

西尔维这么做了。她的上司看着她，惊呆了。有那么一瞬间，她以为他就要爆发，结果他只是结结巴巴地说一些话，眼睛低垂着，然后没再多说一个字，默默地在剩下的文件上签了名。西尔维拿回文件夹，快步离开上司的办公室。走到门口时，她心里还在等上司愤怒地把她叫回去，但办公室里仍是一片沉默。当她回到自己的办公室时，心中五味杂陈，既震惊又充满了获胜的喜悦；那天剩下的时间，她都沉浸在这种好心情中。接下来几天，她集中精力不让自己打错字，就算真的打错了，只要上司指出来，她也坦然地承认。但上司不再随心所欲地用没经过思考的话来指责她。

几周后的一天，她交了一份没有任何错误的长篇报告，他最终说道：“完美。”虽然很难知道他说的是自己起草的报告内容，还是说她打的字，但西尔维没有放过机会，接过他的话说：“谢谢您，先生。”从这一天开始，她的上司再也没有对她说过任何令人不快的话了。

我所使用的帮助西尔维面对上司的技巧，是行为疗法中一种训练患者重新获得自我肯定的角色扮演。[1]使用这个技巧时，我们先帮助患者知道自己真正想说的话，然后在角色扮演中训练他表达出来，同时提醒患者注意一些沟通原则：用第一人称“我”来表达自己的感受，保持眼神交流。简而言之，就是要认同对方的观点。一旦患者在角色扮演中表现得非常自然，就可以在现实中尝试着去面对具体情况。需要注意的是，不能让患者马上面对难度最高的情景，必须由简单的开始。在西尔维的案例中，必须先挑战就算她失败了也不会带来严重后果的情景。

很多疾病的患者都可接受自我肯定的训练，包括抑郁症患者、精神分裂症患者、恐惧症患者或仅仅是内向胆小的人。已发表的研究显示，该训练对这几种人都非常有效。[2]

很多暴食症和厌食症患者需要接受这种训练，因为有些理论和临床观察显示，暴食症或厌食症患者虽然看上去很平静，但实际上他们愤怒、暴怒的情绪有可能从青少年时期开始已经“内化”了。

西尔维越来越少暴饮暴食，平均一个星期只有一次，而且经常出现在星期五晚上。

---

1 Boisvert et Beaudry, *S'affirmer et communiquer*, Paris, Éditions de l'Homme, Interforum, 1979.

2 Blackburn I. M., Cottraux J., *Thérapies cognitives de la dépression*, Paris, Masson, 1989.

“我想可能是因为星期五晚上我觉得最孤单。”

“为什么？”

“周末。一到周末，我就深深地感到自己孑然一身。”

“孑然一身对您来说意味着什么？”

“就是没有人会对我感兴趣。”

“这对您来说又意味着什么？”

“我没什么价值。”

我这样问的意思是让西尔维说出她的内在独白，她在记录表格里已经写了好几次这样的话。这些内在独白犯了逻辑上的错误：“因为我很孤单，所以没有人对我感兴趣。”就像前面有个故事中的B.先生一样，西尔维面对一个客观存在的事实（她单独一个人），从其中推断出贬低自己的结论（“没有人对我感兴趣”）。

我用认知疗法[1]，帮她重新思考可能造成目前这种孤单现状的原因。她找到了另外两种可能的解释，并记录了下来。

“我可以跟您说吗？”

“当然可以。”

“现在我孤单一个人，是因为我没有机会认识新朋友，尤其是男性朋友。就算遇到一两个对我有兴趣的男性，我很担心对方就是为了跟我发生性关系，所以就想办法远离了他们。”

1 Cottraux J., «Analyse fonctionnelle et méthodes de mesure», *Les thérapies comportementales et cognitives*, Paris, Masson, 1990, chapitre 6.

关于这部分的认知治疗，我请同事弗洛朗丝跟进西尔维的治疗。弗洛朗丝非常擅长认知疗法，而且同是女性，她更容易在身份上让西尔维认同，并产生共鸣。几次治疗中，她帮助西尔维意识到一段恋情本来就有可能是短暂的，西尔维没必要因此而害怕开始一段关系，因为她根本无法阻止一个男人在与她共度几个夜晚之后选择离开她。正如弗洛朗丝说的，“这一点儿也不新鲜”。另外一方面，她引导西尔维思考自己面对男性时的行为模式，帮助她评估靠近她的男人的真正动机是什么。

为了更清晰地分辨出一个男人接近西尔维的动机，比较合理的做法是，在跟他做爱之前，更多地了解他。我的同事让西尔维意识到，她对于批评的过度敏感，正是造成她前几段恋情进展不顺利的原因之一。过去，她在自己还未真正想清楚之前，就和男性发生了性关系，因为她很害怕，如果自己拒绝他们、告诉他们需要更多时间去了解他们，他们会说自己欲擒故纵或自己是个“放不开”的人。西尔维过去的这些经历都以失败告终，而那些男人们一旦满足了欲望就离开她，没有表现出对她的任何留恋，所以慢慢地她就采取了一种完全相反的态度：在男人还没有真正接近她之前，让他们放弃追求她。

我的同事帮助西尔维在面对男人时能够自我肯定。她鼓励西尔维用温和的方式跟男性表达自己真正想要的和不想要的(特别指过快发生性行为)。在有了这层保障之后，为了有更多机会认识新朋友，西尔维在一家生态学家协会注册成了会员。

她不再直接拒绝靠近她的男性，也不会像以前一样，在男性提出要和她做爱时，觉得自己必须满足对方。

在一次假期培训中，她遇到了一个年轻男人，两个月后他们一起回到巴黎，生活在了一起。自此，她的暴食症彻底消失了。

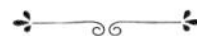

西尔维的病例，是使用行为认知疗法进行治疗的典型代表。许多人认为行为疗法只专注于减少症状（这个案例中是暴食症的症状），而不涉及其他层面，事实上并非如此。我们必须对引发或促进症状的事件、思想和引起的后果进行行为功能分析，这样的行为疗法才有意义。[1]在西尔维的治疗中，记录表格是进行行为功能分析极其宝贵的媒介。通过这个表格，我们看到自我贬低的感受和暴食症的症状有关联，这样我才能诊断出西尔维的问题在于缺乏自我肯定、错误解读沟通的信息以及缺乏社交活动，并对症下“药”——进行行为认知疗法。后来治疗的结果非常有效，就说明了我们的行为功能分析是正确的。因此，没有行为功能分析，行为认知疗法就不可能有效。

1 Agras W. S., Rossiter E. M., Arnow B., Schneider J. A., Telch C. F., Raeburn S. D., Bruce B., Perl M., Koran L. M., «Pharmacologic and Cognitive-Behavioral treatment for bulimia Nervosa: A controlled comparison», *Am. J. Psychiatry*, 1992, 149, 1, january 1992.

在治疗暴食症时，行为认知疗法的使用越来越普遍，许多对比研究都指出行为认知疗法对暴食症非常有效。[1][2][3]现在有一种很常见的做法，把暴食症患者组成一个小组，同时对他们进行行为认知疗法，这样，医生不仅可以同时治疗好几个患者，患者本身也受益良多。很多时候单个病例进行治疗往往得不到某些效果。在一个治疗小组中，患者可以感受到自己并不是特例，没有因为疾病而成为社会边缘人。而且在小组中，更容易进行沟通的训练，训练的形式也可以更多样化。小组刺激患者更快改变一些态度，让一些灰心的患者更能感受到团队的支持。但我得再次强调，不是所有患者都适合进行小组治疗，只有在充分分析了患者的情况之后才能决定患者是否应该参加治疗小组。

正如我们在“幽禁的大提琴手”中提到的，有些人可能质疑我们只处理了西尔维的“外显症状”，她的“性格”或心理“深处的问题”并没有任何改变。但要知道，西尔维来看病，本来就是为了治疗暴食症，过上幸福的生活，而不是为了改善她的潜意识中的一些反应机制。我们最终确实帮助她

---

1 同本书第261页注1。

2 Mitchelle J. E., Pyle R. L., Echert E. D., Hatsukami D., Pomeroy C., Zimmerman R., «A comparison of antidepressant and structured intensive group therapy in the treatment of bulimia nervosa», *Archives of General Psychiatry*, 1990, 47, pp.149-157.

3 Wilson G. T., Rossiter E., Kleifield E. I., Lindholm L., «Cognitive-Behavioral treatment of bulimia nervosa : a controlled evaluation», *Behaviour Research and Therapy*, 1986, 24, pp.277-288.

满足了她的期待。再说，行为模式的改变持续下去，一定会影响性格。

当然，可能有些患者更适合精神分析疗法。大部分专门治疗饮食障碍的诊所汇集了具备各种专业能力的专家，他们擅长行为治疗、精神分析、家庭疗法或化学疗法，这些专家可以进行会诊，或在疾病的不同阶段介入治疗。

西尔维的故事结局皆大欢喜，但很多有饮食障碍的年轻女性重获健康的道路却长得多、痛苦得多，治疗的结果也不见得那么理想。

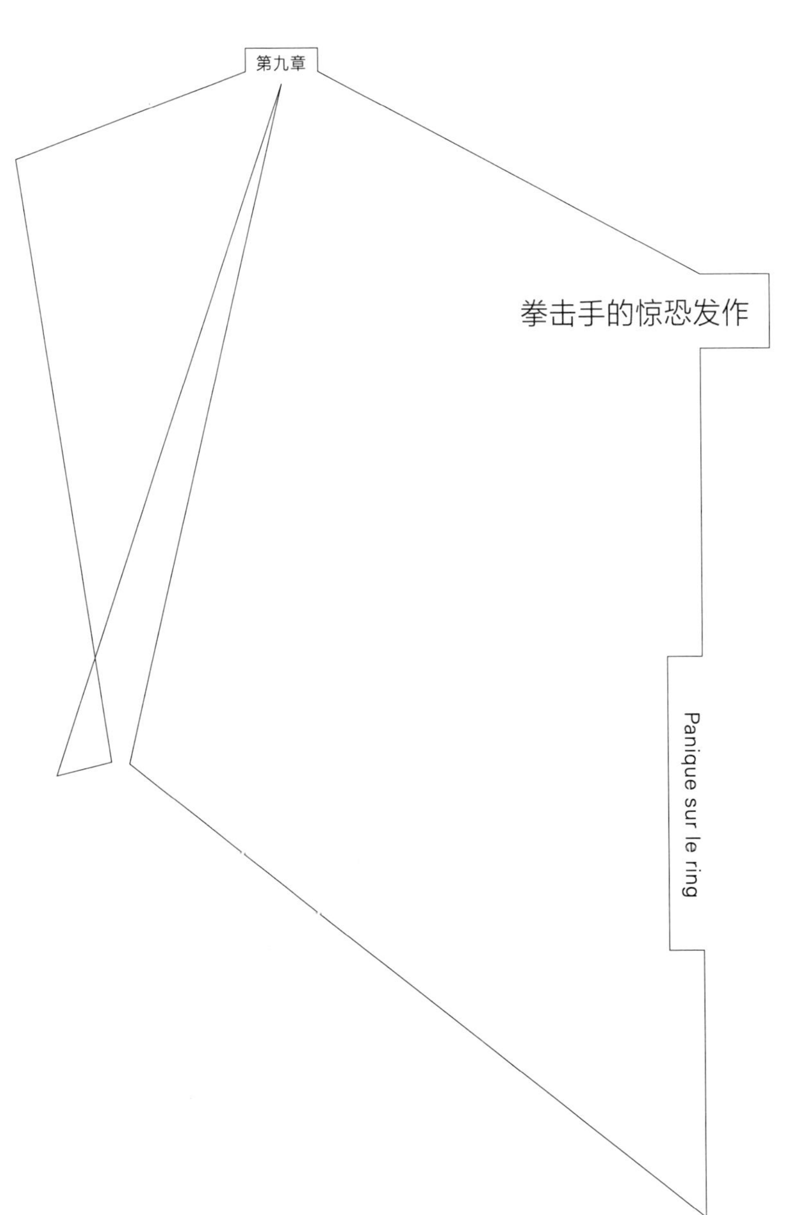

第九章

拳击手的惊恐发作

Panique sur le ring

每个星期五，我们整个医疗团队都会聚在医院的藏书室，讨论这个星期刚接到的新病例。有的病例，常常由好几个医生一起负责。例如，一位单身母亲，她的性格原本很依赖别人，最近又刚被解雇，就得了抑郁症，我们中有三个人一起合作帮助她：一个医生负责她的抗抑郁剂治疗，一个心理医生每周见她两次进行心理治疗，还有一个社工帮她获得一切可能的社会救助。如果三个人合作得好，就可以避免这位母亲住院，否则，孩子将无人照料。这个会议上，我们还可以就特别复杂、难以应付的病例表达自己的观点。比如说，有位先生很多年来都用医生开给他母亲的抗抑郁剂处方买抗抑郁剂吃，直到两年前，他近百岁的母亲去世了，而药房也不同意继续用那么旧的处方卖药给他，他才来我们这里看医生。问题就来了：这种情况下我们该怎么治疗他呢？

我们一起读着一份份病历，尝试去还原隐藏在这些病历背后患者真实的生活。这时，一个三十岁左右的男人，全身发抖着来到了接待处。他没有提前预约我们这里的医生，只说要马上见精神科大夫。他看上去非常焦虑，接待处的护士就让他在一间病房里躺一下，温和地询问他的名字、家庭地址和来医院的原因。过了一会儿，他才稍微平静下来一些。

后来，我和值班的住院实习医生一起去看了他。他见我们进来，马上站了起来。他的头发是棕色的，体形偏瘦，看上去身手很敏捷，像个斗牛士或演员。他的眼神中充满了焦虑，全身发抖，好像在发高烧，或在担心将会发生什么严重的事。我们问他什么原因让他这么着急来医院，他难过地说他担心自己快疯了。

“H.先生，发生了什么特别的事，让您这么想？”

“我在大街上走着，突然有了这样的想法。”

“什么想法？”

“就是觉得自己快疯了。我看到医院就在旁边，就进来了。”

“当时到底发生了什么事？”

在他讲话的时候，我一边尽量让他安心，一边想着他大概得了什么病。

皮埃尔·H.回答问题很清晰，也很有逻辑，他主动说出自己担心的事，所以不太可能有妄想或幻觉。他的焦虑和发抖有可能是因为摄入可卡因或其他药物引起的，但如果是这样，他应该去医院的急诊部，而不是来精神科。此外，他看上去身体很健康，和运动员一样健壮。从他身着名贵的黑色衣服来看，他应该也是个在意外表的人。

“您在大街上到底发生了什么事？”

“就是发病了。而且这不是第一次。”

“您可以说一下到底是什么情况吗？”

“我进到一家书店，进去之后到地下室找一本会计类的书。”

“您是会计啊？”

“不是，我开餐馆。”

“在地下室发生了什么呢？”

“一切变得很诡异。我觉得非常奇怪。”

“诡异？”

“是的，我好像不再是我自己，非常焦虑。我就知道，又要发作了。”

“什么又要发作了？”

“就是一种突然发作的状况：心跳加速，觉得自己快晕倒了。所以我赶快从书店走出来了。”

“接着呢？”

“在街上，我还是很难受。心跳依然很快，我觉得自己快死了，就赶快跑来医院了。”

“进医院之后，您觉得好一些吗？”

“是的。一旦我跟别人说话，就会慢慢平复下来。”

“您经常发生这样的情况吗？”

“跟这次一样强烈的不经常发生。八天前，我一个人在餐馆的地窖里，也发生了一次和今天差不多的情况。但我几乎每天都会有小小的发作，强度和大发作开始时的情况差不多。”

“这种发作持续多久呢？”

“看情况，有时我一整天都笼罩在这种发病的阴影里。一起床就担心发作，一直到晚上，感觉都不是很好。”

“您为此看过医生吗？”

“是的。我看过心脏科医生，他给我做了各种检查，结果都是正常的。而且我原本就知道我的心脏很正常，因为我以前做很多运动，心脏状态很好。”

他略带自豪地补充说：“我是业余拳击手，曾得过法兰西岛的冠军。”

H.先生试着表现出平常他不是像我们今天看到的他的样子，他向来不是胆小、爱发抖的人。

“那么，我给您一张症状清单，看看您有没有那些症状。请在您身上发生过的症状前面打钩。”

H.先生一手拿着清单，一手拿着铅笔，仿佛一个用功的小学生。

清单如下：

——呼吸困难，感到无法呼吸，或有窒息的感觉；

——心悸或心跳加快；

——胸闷或气闷；

——感到喉咙有异物；

——头晕或无法站立的感觉；

——恶心或腹部不适；

——失去现实感或觉得自己成了另一个人；

——刺痒，发麻或麻痹感；

——突然觉得热或冷；

——盗汗；

——觉得自己快晕倒；

——发抖或肌肉颤抖；

——害怕死亡；

——害怕发疯或行为失控。

H.先生一边勾着这些症状，一边越来越感到惊讶。像很多其他患者一样，他以为这些奇怪的症状非常罕见，我们很难理解他。当他发现这些症状被其他人描述得这么清晰、全面，甚至被列于一张清单上，好像这是全世界最平常的事情时，他觉得又吃惊又安心。

看完清单，他跟我们说其中有八条符合他发作时的症状。最让他不舒服的是心悸、害怕死亡和行为失控（比如撞车或从窗口跳下去）。

“有这些症状的病有一个具体的称谓吗？”H.先生不安地问道。

他发现我们很清楚地知道他所忍受的病痛，但他还是担心自己病得很严重，这病会导致他发疯或生活不能自理。

“别担心。我很理解您的痛苦，但这个病没那么严重，您不会疯掉。这个病叫作惊恐发作。”

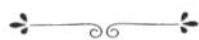

皮埃尔·H.在勾完清单上的症状后安心了许多，而我们通过这个清单可以诊断他得了惊恐发作。这个清单出自美国精神疾病的分辨标准——《精神疾病诊断与统计手册Ⅲ》，总共十四项症状中皮埃尔先生勾了八项以上，我们确定他没有别的器质性疾病会引起这些症状，就可以判定他得的是惊恐发作。

诊断为惊恐发作其实是个好消息，虽然对于患者来说疾病本身非常痛苦，但惊恐发作绝不会让人发“疯”。尽管如此，认真治疗惊恐发作的患者是非常有必要的，否则，患者会严重抑郁，或为了对付那些症状染上严重的酒瘾或大量使用镇静剂，变得不敢出门或到处走动，成为像“幽禁的大提琴手”中玛丽-艾莲娜那样的广场恐惧症患者。但皮埃尔和玛丽-艾莲娜的情况还不一样，他惊恐发作的次数非常多，而且每次都是随机发作，没有什么规律可循。因此，精神科医生给皮埃尔的病另起了个名字：恐慌症。三周内有三次以上自发的惊恐发作，就可以考虑诊断为恐慌症。

惊恐发作其实更接近我们所谓的“焦虑危机”，在法国，我们更多称之为“惊吓反应”。这个病症很普遍，一个对一群年轻人所做的调查发现，他们中有三分之一宣称自己在过去一年中至少经历了一次惊恐发作[1]，其中以女孩子为主。像皮埃尔这种经常有惊恐发作现象的人也不在少数，不同的流行病学研究发现，对一群人进行跟踪调查六个月，其中1%的人——这个比例在法国代表了五十万人，得过恐慌症。得该病症的大部分是年轻人，其中女性患此病的人数是男性的两倍。

第一次惊恐发作通常发生在患者毫无预期的情况下。当时他可能在做一件再普通不过的事，比如说开车、在餐厅吃饭、在乡下散步，突然感到非常害怕，仿佛一场大灾难马上就要来临，觉得自己快晕倒了，或会发疯，甚至死亡。而他的身体也随着这些想法做出反应：心悸、呼吸急促、盗汗，觉得快要窒息了。身体这种面临极端情境时会有的反应可能就持续了几秒，但之后，对再一次发生这种反应的担心就与他如影随形了。他当天不再有好心情继续做那些正在做的事，而以后的每一天里，都会一直担心再次发生同样的事。

有了一次这样的经历，他就整天担心发生第二次。如果第一次的经历发生在座无虚席的餐厅里，他以后就会害怕所有有人群的密闭空间，比如餐厅、商场、飞机、电影院、公交车。

1 Norton G. R., Harrisson B., Hauch J., Rhodes L., «Characteristics of people with infrequent panick attacks», *Journal of Abnormal Psychology*, 1985, 94, pp.216-221.

他的日常生活仿佛成了雷区，无论何时何地都有引爆地雷的可能。他开始非常关注自己身体的生理反应，一旦出现了发作的前兆，比如说心跳加快、稍有呼吸不顺、喉咙稍稍发紧，就担心会不会发病，其实就是这个担心引发了惊恐发作。他觉得自己极度脆弱，害怕独处，一想到信任的人不在身边就开始恐慌，担心惊恐发作时没有人在身边。接着，他需要规划日常活动，最好每时每刻都有认识的人在身边。就是这样，皮埃尔最后只好让女朋友在他外出的时候陪着他。

惊恐发作不仅可能引起广场恐惧症，也有可能造成抑郁症。一半的惊恐发作的患者有抑郁的问题，有时我们很难分清楚到底是抑郁症导致惊恐发作，还是惊恐发作引起了抑郁症。我们在对皮埃尔进行问诊的时候，知道了他没有抑郁的问题：他还是很乐意和朋友们见面，愿意规划未来，吃、睡都很正常，自我形象良好。

恐慌症患者另一个很大的风险是：为了减轻那些不舒服的症状，他们有可能过度饮酒。不过酒精并不能解决他们的问题，反而加重他们的病情，让他们更容易陷入抑郁。值得庆幸的是，今天我们已经有药物可以治疗这个令人不适的疾病。

我们跟皮埃尔解释了什么是惊恐发作，以及发作的形式，向他保证他不会发疯，而且这个疾病也相当常见。

“但这个病到底是怎么来的？为什么我会得这个病呢？”

“关于惊恐发作的病因，这方面的理论非常多。通常，当发生了某些让人有压力的事情时，在那段时间内就有可能惊恐发作。您最近有没有失去亲朋好友或与人关系破裂之类的事？有没有发生其他一些会让您有压力的事？”

“有的。但不是最近，是在六个月前。当时我的生活有很多变动。”

皮埃尔和几个朋友一起在一个越来越受欢迎的街区开了家餐厅，餐厅经营得很好。他未婚，和一个比他年轻的女人住在一起，他们之间关系很好，正是这个女友在他每次外出时陪着他。

“大概在什么时候您容易惊恐发作呢？任何时候？还是在某些特定时刻发生的频率比较高？”

“任何时候都会发生，但我一个人的时候发生的频率较高。”

“您还记得第一次是怎么发作的吗？”

“记得。三个月前，我开车去杭济斯采购餐馆需要的东西。我起得很早，希望在高峰堵车前回来。一起床我就觉得不太舒服，后来开车在路上的时候，我整个人都非常不舒服，那次的发作太可怕了。”

“您当时是怎么做的？”

“我停在了路肩上，旁边就有电话亭。”

“您打电话了吗？”

“没有。我停下来就好了。”

“后来呢？”

“我重新上路了。”

“那之后您还继续开车上高速吗？”

“看情况。如果我真的感觉很不好，就需要我的女朋友陪我。我现在还是非常害怕。但我仍然坚持开车，因为我觉得，如果不上高速，我以后可能再也不敢开车上高速路了。”

他特别害怕以下的场景，因为在这些情况下最容易惊恐发作：傍晚一个人在餐馆，提供晚餐的工作人员还没有到时；一个人开车，车一开出巴黎时；在飞机上。自从第一次惊恐发作之后，他就再也没坐过飞机了，他担心一进机舱就有可能发生最严重的惊恐发作。有时在密闭、人满为患的空间里，比如说夜店，也有可能发作。他状态好的时候，在餐馆关门之后，会和朋友去迪斯科厅跳舞过完一整夜。在迪斯科厅的一楼吧台，他还可以自如地呼吸，但地下一层他现在已经不敢下去了，那里有舞池，通常跳舞的人很多。有时候，他连一楼的吧台都不敢去。

虽然被这些症状缠身，他的生活总体上来说还是正常的：他仍然会出门，工作也继续着，但他还是尽力地安排不让自己独处。他朋友建议他吃一些镇静剂，他试过了，但效果不好。吃药并没有让他不再惊恐发作，反而让情况更难控制：一旦他吃的药量高一些，整个人就昏昏欲睡。

“这个药不适合我。而且不管怎样，我都不喜欢吃药。”

“但别的药可能适合您吃。别的镇静剂，或者抗抑郁剂。”

“可是我并没有抑郁症啊。”

“当然，有些抗抑郁剂除能治抑郁症之外，还能治别的病。吃抗抑郁剂，能够防止惊恐发作。”

“您的意思是，我吃一片抗抑郁剂，就不再会惊恐发作啦？”

“当然不是，您得持续吃药才有效果。只有坚持吃药，才能防止您再度惊恐发作。这是一种预防性的治疗。”

“每天都要吃药吗？”

“是的。”

“吃多久呢？”

“好几个月。”

“停药之后呢？”

“有时患者就痊愈了，有时会再度惊恐发作。”

“如果再度发作怎么办？”

“就重新开始吃药，吃的时间久一点儿。”

“除了抗抑郁剂，还有没有别的方法可以防止惊恐发作？”

“有的，一些镇静剂，当然剂量要对才会有效。”

“有没有不用吃药就可以治好的方法？”

“有的。有一些方法帮助患者在惊恐发作时自我控制。”

“这需要花很多时间学习吗？”

“需要几次会面治疗，不过重要的是在实际生活里要应用学到的东西。”

“这有点像训练吧？”

“对的，从某个角度来看确实如此。”

“这种方法有效吗？”

“对有些患者很有效，而有些患者需要一边学习自我控制，一边吃药才有效。”

“我希望不用药物进行治疗。”

“好。您的期待是学习在惊恐发作时自我控制，我们到时会评估效果怎么样。另外除非万不得已，我们不用药物。”

我们有三个论点支持皮埃尔不需要用药。首先，他反对这种治疗方式，由于他个性很强，就算勉强给他开药，他也可能自己放弃或不那么有规律地吃药；其次，他过去受过高水准的体育训练，对训练和身体反应控制的概念很熟悉，我们可以认为他对概念很接近体育训练的治疗方式接受度很高；最后，他的惊恐发作并没有伴随着抑郁症，只有在抑郁症同时发作的情况下，我们才必须让患者吃抗抑郁剂。

我们把皮埃尔引荐给和我们治疗团队一起工作的卡罗琳。一方面因为她非常熟悉惊恐发作的认知行为疗法，另一方面她的诊所离皮埃尔家很近。治疗初期，皮埃尔需要经常见医生，离得近对他比较方便。

惊恐发作的认知行为疗法中，“认知”部分指治疗师帮助患者分析、修正在惊恐发作前或惊恐发作时的思想。“行为”部分指治疗师了解患者惊恐发作时的行为状态，并帮助他找到新的方法来控制这些行为。[1]

卡罗琳让皮埃尔讲述自己的经历，听完后发现在他第一次惊恐发作之前数月，他承受了许多压力。其中分量最重的无疑是父亲去世。他父亲因心肌梗死而住院，治疗了几个星期后，本打算出院回家。皮埃尔本来应该在某个下午去接他回家，当天却突然接到心脏科的电话：他父亲再次发生心肌梗死，已经过世了。突如其来的事件让皮埃尔惊呆了。他们父子关系很亲密，他父亲也是拳击爱好者，向来鼓励儿子在体育方面多多努力。他去世前刚退休，以前是法国国家铁路公司的会计。他一直希望儿子成为公务员，并不同意儿子自己开餐厅，他们俩因此吵过几次。父亲去世的前一晚，他们俩在电话里还为这个吵了一架。皮埃尔本来希望第二天开车载父亲从医院回家时心平气和地与父亲好好谈谈，但没想到，突然就接到了父亲去世的消息。

这件事之后没多久，皮埃尔又发现当时的女朋友背叛了他。那时的女朋友是个文静老实的女孩子，反而是皮埃尔爱折腾、没定性。他们俩从十八岁开始就在一起了，不管皮埃尔在学业上还是事业上遇到挫折，她总是支持着他。所以，当他发现她和自己的一个朋友发生了关系后，大为震惊。在大吵了几次之后，两个人就分手了。

1　Cottraux J., *Les Thérapies comportementales et cognitives*, Paris, Masson, 1991, pp.41–48.

而同一时期，餐馆开门了，这其实是各种巨大压力的来源。首先是经济上的压力，他们向银行贷款才开了这家餐厅；其次是作为新手的压力，皮埃尔不如他的两个合伙人那么有经验，经常觉得自己应付不过来，所以总是工作过度，缺乏睡眠。

面对这一切变动，他还是撑了过来，生活一切正常。但没想到，餐馆开门两个月之后，和现任女友的关系也刚稳定下来，第一次惊恐发作了。

卡罗琳用了三种方法对皮埃尔进行了分析，分别是：生理分析、认知行为分析和精神分析。

她跟皮埃尔解释说，他现在身体的生理状态会让他更容易惊恐发作，而且发作的程度更严重。这点他自己也意识到了，他发现在喝太多酒或睡得很少之后的那一天，会特别担心惊恐发作。卡罗琳帮他做了一个计划表，让他循序渐进地减少酒精、咖啡的摄入，延长睡眠时间和运动时间。他重新开始有规律地跑步。

接着，卡罗琳训练皮埃尔学习认知行为疗法里的惊恐发作控制[1][2][3]。这个治疗方法一共需要差不多十五次会面，要求患者积极主动地做练习、记录。她从他最近一次的惊恐发作切入：

“请您闭上眼睛，想象您回到书店那个场景中。请您想想

1　同本书第292页注1。

2　Barlow D. H., Cerny J. A., *Psychological treatment of panic*, New York, Guilford Press, 1988.

3　Albert E., Chneweiss L., *L'Anxiété au quotidien*, Paris, Odile Jacob, 1991.

当时都发生了什么，想象您就在那里重新经历一次。您准备好了吗？”

“是的，我看到自己就在地下室。”

“您脑子里在想什么？”

“我有点害怕走到地下室。有一次我一个人在餐馆的地下室里，就突然惊恐发作了，所以我想如果一个人去地下室，很有可能再次发生这样的状况。”

皮埃尔描述的，正是精神科医生定义的预期性焦虑：害怕可能发生的事。

“那么您接下来做什么呢？”

“我找到了关于会计的书，开始翻看。”

“这时候您在想什么呢？”

“我试着找到一本最适合自己的。”

“就是这样吗？您不再想惊恐发作的事了？”

“其实还是想的。我认为只要专注在书上，就不会惊恐发作。”

“所以，您还是担心惊恐发作的？”

“是的。”

“您当时的感觉怎么样？”

“我感到心跳得很厉害。”

“那您又想到什么了？”

“我试着专注在这些该死的会计书上，防止惊恐发作。”

“您接着做了什么？”

“我找另一本书。”

“就是说，您不再翻阅拿到的第一本书了？”

“是的，我觉得很不舒服。我心跳得咚咚响，有一种很奇怪的感觉。”

“当时您在想什么？”

“我想我应该就要惊恐发作了。”

“您的具体感受是什么？”

“情况越来越糟，心跳已经非常快了，我觉得自己马上就要晕倒了。”

“那您做了什么？”

“我放下那本该死的书，飞奔到楼上，出了书店来到大街上。”

“在街上您的感觉怎么样？”

“我心跳得更加厉害了。”

“您心里在想什么？”

“我想我快晕倒了，或我过马路时可能没看到车就被撞死了。”

“您做了什么？”

“那时，我看到医院就在旁边。”

“您就舒服一点儿了吗？”

“是的，稍稍平静一点儿了。”

“好的。看看我的理解对不对：您去了书店的地下室，开始担心自己的病会发作，接着就心跳加速，您就用看书转移注意力。您一停下不看书，心跳马上加快，您认为自己就要发病了，接着感到更加不舒服，就跑到大马路上。您觉得自己快昏倒了，心跳的速度更快，可当您看到医院时，您觉得自己可以及时得到救助，就平静下来了。对吗？”

“对，是这样。我大概明白您的意思了。这是一个恶性循环!”

皮埃尔刚才迈出了重要的一步：他意识到惊恐发作之前，在他采取的避免发作的行为和惊恐发作时出现的生理现象之间有某种联系。害怕惊恐发作和其他害怕一样，让心跳加快；一旦皮埃尔意识到心跳加快，就更担心惊恐发作，而这样的担心让本来已经跳得很快的心脏跳得更快，并出现其他生理性的不适，如此循环着。在治疗师的帮助下，皮埃尔意识到原来自己有这个循环——“认知—感知螺旋式循环”。其实，卡罗琳只用了三个问题，就达到了效果。她不断重复，交替地问这三个问题：“您的感觉是什么？”“您在想什么？”“您做了什么？”

为了让皮埃尔更深入了解自己发病的情况，卡罗琳让他记录下他担心发病时的感受、想法和行为。她建议他写在一个小本子上，但皮埃尔以前不是个爱学习的“好孩子”，觉得这个“作业”很枯燥，他宁愿用录音机录下那些内容。后来他发现，对着录音机时，焦虑明显降低，就开始在单独一个人或惊恐发作初露端倪时对着录音机“实时记录”自己的想法，描述自己的症状。这样，他更深刻地理解思想、症状和行为之间的关系。同时，卡罗琳跟他解释在惊恐发作时他的行为如何加重生理症状：因为害怕会有呼吸困难的症状，他就更用力更快地呼吸，这反而加剧了他认为自己快要窒息的感觉；相反地，如果他慢慢地、平静地呼吸，就会缓解焦虑的症状。她向皮埃尔演示了用腹部深呼吸的技巧，叫他平时在家里每天至少练习二十分钟。皮埃尔发现，只要深呼吸几分钟，他整个人就会更加平静、放松。卡罗琳建议他平常都可以使用这种呼吸方法，在工作时或在汽车里，就算不焦虑的时候也可以使用。这样，他在开始出现焦虑症状时就可以更自如地应用深呼吸法。他发现，深呼吸可以帮助他在惊恐发作初期就控制住那些生理症状，从而避免大发作。

他们的会面进行到第五次时，皮埃尔已经可以自如地运用腹部深呼吸法，对于思想、行为和症状之间的关系也有了透彻的了解。卡罗琳就鼓励他慢慢开始去面对那些平时比较容易惊恐发作的情景。这就意味着他出门不可以再带着女朋友了。

“如果我惊恐发作了呢？”

“现在您自己可以控制了呀。”

“是的，可是还没有完全控制好啊。”

“唔，您不可能完全控制这个疾病的。”

“那到时会发生什么？”

“您认为最糟糕的情况是什么？”

“就是我的感觉非常不好。”

“确实有可能。然后呢？”

“然后就平静下来了。”

“那就是呀。不会有更糟的情况了，对吧？”

“确实不会，不会更糟了。”

为了让皮埃尔更好地在惊恐发作时控制住情况，卡罗琳让皮埃尔在治疗的过程中自己引发惊恐，然后学习去控制。目前有好几种方法可以帮助皮埃尔“自发”地引起惊恐发作。

过度换气是最好用的方法。皮埃尔强迫自己用力、急促地呼吸，两分钟之后，他马上感受到了熟悉的惊恐发作的前兆。前兆一出现，他就用腹部深呼吸来控制住后续的发作。在那次治疗过程中，他们进行了好几次这样的练习。[1]

皮埃尔既然有了自信可以控制住惊恐发作，就愿意去面对他以前认为会引发惊恐发作的场所。他重新开始自己一个人开车，逼自己去人多的地方，甚至尝试去地下室。每次出现一些发作的前兆，他都顺利地控制住了情况，这让他越来越有自信。治疗进行了十五次之后，他觉得自己状况好了很多，决定减少见治疗师的次数——一个月见一次。行为疗法对于治疗他的惊恐发作非常有效果，大部分接受密集治疗的患者都恢复得很好。皮埃尔重新调整了自己的生活，选择更加健康的生活方

1 Salkovskis P., Jones D., Clark D., *Respiratory control in the treatment of Panick attacks: replication and extension with concurrent measurement of behaviour and Pco2.*

式，开始规律地运动，在工作上也越来越得心应手。后来，在每个月一次的会面中，他几乎没有提到焦虑的症状，说得比较多的都是未来的生活。这让卡罗琳恢复了普通心理医生的角色，开始较多使用心理分析的方法，尤其在皮埃尔需要讲到他的父亲的时候。

我们可以认为，皮埃尔父亲去世时他们两个正在吵架，因此他产生了强烈的愧疚感。这种失去，会让我们对失去的对象产生一种敌意，不管我们的意识是否能意识到这一点。几个月后，他的餐厅经营得越来越好，而他父亲去世前非常反对他做这件事，因而他潜意识里的冲突更加强烈（愧疚感，害怕受到处罚，对父亲的敌意），就以惊恐发作的可见形式表达出来了。

在治疗过程中，卡罗琳帮助皮埃尔表达了自己对父亲的感受，包括愧疚感。卡罗琳没有在治疗皮埃尔的初期就讨论这些问题，因为她的经验告诉她，就算能让患者意识到自己心里的一些问题，单单心理分析还是不足以治疗恐慌症的。

皮埃尔自从不再有惊恐发作的症状之后，就不需要在各方面依赖其他人。可他的女朋友从跟他交往开始，就习惯了陪他出门，现在他却可以独自出门运动或去见朋友，不再需要她陪着，这对她来说非常痛苦。几个月后，她就提出了分手。分手后，皮埃尔再次惊恐发作，他试着用学会的方法来控制，但做得不是很好。然而，经过认知行为疗法的治疗，他至少可以控制住不让恐慌症大爆发，他也努力让自己不刻意回避有发病风险的场所。

他这次复发时，卡罗琳刚好去度假了，就建议他来找我。我再次见到皮埃尔，发现他这次不仅有惊恐发作的现象，还有轻微的抑郁症：他总是觉得疲倦，早晨起来情绪很低落，和朋友在一起没有以前那么开心了，对于未来也很悲观。所以除了跟他见面谈话，我还给他开了抗抑郁剂。我选择了一种对治疗抑郁症和恐慌症都有效的药物——氯丙咪嗪，但我们必须得等几个星期，才能看到该药对恐慌症的效果。所以我在处方里加了镇静剂——阿普唑仑，好让皮埃尔在氯丙咪嗪发挥药效之前病情得到控制。许多研究都证明氯丙咪嗪对恐慌症很有效，同类的抗抑郁剂也非常有效，比如最近的新药氟西汀。如果只用镇静剂，不加上抗抑郁剂，也可以防止惊恐发作，但这需要高剂量的镇静剂，可能导致患者失眠。不管怎样，都需要进行几个月的药物治疗。为了避免患者情况稳定后复发，要非常缓慢地进行药物减量。

对于皮埃尔，我选择用抗抑郁剂氯丙咪嗪，而不是全部使用镇静剂，因为他有一些抑郁症的症状。有些患者则只需要单单服用阿普唑仑。到底是用抗抑郁剂，还是用抗惊恐药阿普唑仑，这是许多专家热烈争论的一个议题。这两种药物都有各自的好处和不良反应，所以到底用哪种，取决于患者本身更适应哪种药物，以及哪种药物对患者来说不良反应更小。[1]虽然药物对于控制惊恐发作非常有效，但是对患者进行认知行为疗法，让患者学习在病情发作时如何控制也非常有用，因为这种疗法可以在患者药物减量甚至停药之后有效地预防复发。皮埃尔服用抗抑郁剂四个星期后，他又可以重新开始控制症状的发作，后来完全不再有惊恐发作。皮埃尔又重新开始享受生活了。同时，他也重温惊恐发作时的行为控制训练。一年后，他的药物剂量慢慢减小，然后一切都越来越好。

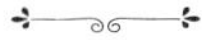

就像其他病例一样，我们可以从不同角度分析惊恐发作的病因。目前有许多这方面的理论。

弗洛伊德

弗洛伊德建立了一系列关于恐慌症的理论，他把恐慌症当作恐惧症、焦虑症。我们在“幽禁的大提琴手”玛丽-艾莲娜的病例中已经引用了两种相关的理论，但实际上他还提出了比

1 Brown C. S., Rakel R. E., Wells B. J., Downs J. M., Akiskal H. S., «Mise à jour pratique sur les troubles liés à l'anxiété et leur traitement pharmacologique», Supplément neuropsychiatrie du Journal of the American Medical Association, édition française 1991, n° 235, vol.16, pp.17-38.

这两种复杂得多的理论。[1]神经性焦虑症重现了人类在婴幼儿时期所经历过的原始焦虑。弗洛伊德认为，特别是婴幼儿在离开母亲时产生的内在焦虑感，很符合恐慌症的表现。在之后任何一种失去或分离的情况下，这种基本的焦虑感会像一种警报信号一样持续出现。但对成人来说，这种失去，不一定是实际生活中的失去，而是潜意识里的一种失去，比如那些“令人羞耻”的欲望或情感，意识层面的自我认为是危险的，且不允许这些欲望或情感的表达。这种拒绝表达带来潜意识里的冲突，并被意识定义为内在的危险，就会引发焦虑信号——人在受到外在环境威胁时，收到的也是同样的焦虑信号。患者把这种害怕的感受与所处的一些外在环境联系起来，而实际上，他所受到的威胁是内在的，潜意识里的冲突才是焦虑的真正源头。

弗洛伊德作为真正的研究学者，其实从来没有对这个理论完全满意过。随着对浮动性焦虑症（anxiété flottante）、焦虑症或恐惧症患者的观察不断深入，他几次修改了这个理论。弗洛伊德的理论与动物生态学家们的理论的相似之处在于，他们都特别注重最初的焦虑情景，即婴孩与母亲分离时产生的情绪，这对成人后的经历有极大的影响。弗洛伊德的理论与行为主义心理学家的理论也有相似之处，弗洛伊德指出通过某种联系可以

1 Freud S., «Du bien-fondé à séparer de la neurasthénie un complexe de symptômes déterminé en tant que “névrose d'angoisse” » , *Œuvres complètes, Psychanalyse*, vol.III, Paris, PUF, 1989, pp.29-58.

让人习得一种情绪反应，就是在内在焦虑和外在情景之间会产生一种条件反射。[1]

动物生态学

此外有一些理论受到动物生态学的启发，认为惊恐发作是由突然失去一些很重要的安全信号引起的。所谓安全信号，指的是所有那些让动物在所处的环境中感到安全、稳定的标记。动物和人类一样都需要在持有安全信号（巢穴、同类群体、可获取的食物、熟悉的物品）的情况下开展日常活动，并且都有探索新事物、寻求刺激的需求（探索新领地、玩新游戏、找新伴侣）。在皮埃尔发病前几个月，他失去了好几个安全信号：父亲去世，与前女友分手，辞去稳定的工作（他曾是一家企业附属餐厅的老板），冒着风险重新创业。

对于婴幼儿来说，主要的安全信号是他的母亲。有些研究者认为，与母亲的小分离引起婴幼儿内心深处的恐惧，而惊恐发作只是这种恐惧的再现。抗抑郁剂氯丙咪嗪可以抑制成人的惊恐发作，又能减缓婴幼儿与母亲分离时表现出的“绝望的抗

1 Widlöcher D., «Un point de vue psychodynamique» in *Attaques de panique: un nouveau concept*, Paris, Édition J.-P. Goureau, 1987.

议”，就足以说明以上的论点是正确的。[1]由于失去安全信号而惊恐发作，确实也说明了为什么患者通常是在失去亲人、一段关系破裂或生活环境中有一个突发变化时才发病，流行病学的调查也证实了这件事。[2]

生理学

近年来，学者发现越来越多关于惊恐发作的生理机制。[3]举个例子，如果我们给惊恐发作的患者静脉注射乳酸钠，或者让他们吸入二氧化碳气体，他们就会惊恐发作，而普通人则不会有任何反应。为什么这些患者对乳酸钠或二氧化碳气体那么敏感呢？人体血液中本来就存在溶解二氧化碳的接收的机体，当血液中二氧化碳的浓度升高时，这些机体就会让人呼吸急促、心跳加快，这样可以让人在呼吸时排出二氧化碳的速度加快。这就是为什么我们在跑步之后会喘不上气，直到这些机体确认血液里的二氧化碳浓度正常才恢复呼吸正常的状态。患惊恐发作的人的这个机体可能太敏感了，只要二氧化碳超过某一个浓度，正常人可能只是呼吸得稍微大口一些，而惊恐发作患

1、3　J.-P. Boulenger, Bisserbe J.-Cl., Zarifian É., «Biologie des troubles anxieux» in *Acquisitions en psychiatrie biologique*, dir. J. Mendlewicz, Paris, Masson, 1991.

2　Roy-Byrne P. P., Geraci M., Huhde T. W., «Life events and the onset of panick disorder», *American Journal of Psychiatry*, 1986, 143, pp.1426-1427.

者的感受体则会启动预警反应，导致呼吸急促、心跳过速，仿佛受到了窒息的威胁似的。乳酸盐在人体内的运转机制也类似，但要复杂得多。

另外，支持惊恐发作患者的机体比较敏感的理论如下：有些患者在休息的时候，呼吸得比正常人快，这样他们血液中的二氧化碳含量比正常人的要低。[1]如果我们对这些患者进行治疗，让他们吃抗抑郁剂氯丙咪嗪或镇静剂阿普唑仑，或给他们用乳酸盐输液，或吸入二氧化碳，他们就不再会惊恐发作。所以，这些患者是血液气体浓度或酸性暂时性“调节器”失控。

从生理学角度来看，皮埃尔在惊恐发作前几个月的时间里，应该是一直让他的“调节器”处于失衡状态。在此之前，他的生活非常规律：高水准的运动量——每周至少跑步十个小时，不抽烟，适度饮酒，睡眠时间很规律。自从开了餐厅，他不再做任何运动，喝很多酒，所处的环境经常抽到二手烟，从未在凌晨两点前睡过觉，所以长期缺觉。为了保持头脑清醒，每天喝五到六杯咖啡，而咖啡其实只会让焦虑症状变得更严重。[2]所有这些生理性因素都让他的身体感受到更大的压力，

1 Gorman J. M., Fyer M. R., Goetz R., Askanazi J., Martinez J., Liebowitz M. R., Fyer A. J., Kinney J., Klein D. F., «Ventilatory challenge study of patients with panick disorders», *Archives of General Psychiatry*, 1988, 45, pp.31-39.

2 Boulenger J.-Ph., «Les effets anxiogènes de la caféine», *Psychiatrie*, 3, suppl. n° 22, pp. 35-37.

他就容易惊恐发作。有些患者在吸食一次可卡因之后就惊恐发作，毒品能导致焦虑症，或让焦虑症变得更严重。

另外有些研究表明，一些患者的自主神经系统较容易“被激动”。自主神经系统主要负责身体器官不受意志支配的自主活动，包括新陈代谢、心率、血压、苏醒和睡眠。与自主神经系统相对的是躯体神经系统，我们通过这个系统思考或移动。研究人员用正电子放射来研究患者，发现他们的脑血液流量较大，大脑中心的某些区域（海马回）出现耗氧现象。[1]

这些初步研究的成果说明，惊恐发作正如其他所有精神疾病一样，确实有生理方面的异常，导致患者或治疗师能看见的外在异常行为发作。

基因

一些研究指出，惊恐发作可通过基因遗传，其中一个研究甚至指出患者的直系亲属（父母、兄弟姐妹、孩子）中有25%都得过恐慌症。其他一些研究也证实了这个结论的正确性，有的研究给出的比例更高。就像许多其他疾病一样，确实有些人

1 Reiman E. M., Raichle M. E., Robins E., Butler J. K., Hersovitch P., Fox P., Perlmutter J., «The application of position emission tomography to the study of panic disorder», *American Journal of Psychiatry*, 1986, 143, 4, pp.469–477.

有较易得惊恐发作的基因，这些基因有时是代代相传或者是隔代遗传。

恐慌症的认知行为分析

不管患者最初的惊恐发作是由什么引发的，认知行为理论尝试解释清楚的是，为什么后来的发作会越来越频繁。[1]其中的机制其实是条件反射。皮埃尔的病例中，他第一次惊恐发作是在一个人开车的时候，这就造成了两种条件反射式的害怕：一种是害怕所有相似的情景——一个人被关在一个密闭空间（外部刺激）；另一种是害怕所有疑似惊恐发作前兆的生理现象，比如不舒服的感觉，喘不上气，心跳加快（内部刺激）。其实这些小现象对所有人来说都很常见，他自己以前一定也有，只是那时不会去注意，而现在却成了让他害怕的警示信号，甚至在眨眼之间就会变成一次惊恐发作。

所以，其实是皮埃尔很快“学会”了让惊恐发作的条件反射，在其他人身上，这些信号却没那么容易引起惊恐发作。研究指出，人和动物对于条件反射的敏感度不太一样，或许，比起那些惊恐发作频率没那么高的人，皮埃尔天生就对这种条件

1　同本书第292页注1。

反射比较敏感。

我们称这种条件反射为预期性焦虑，就是对下一次惊恐发作的担心，这种焦虑感让患者一整天都非常紧张。给皮埃尔的治疗方式就是认知行为疗法，这种疗法训练患者理解惊恐发作时的病理机制，然后让患者对引发惊恐的事件或想法去敏感化。

皮埃尔第一次惊恐发作时，是好多先天因素和触发因素互相作用导致的外在结果，这些因素包括：基因遗传，所处的环境充满了压力，或许还有他本人已经忘记了的过早的分离经验，容易形成条件反射的倾向，以及潜意识里的一些冲突。

恐慌症是现代精神科医生所面对的疾病中非常有代表性的一例。我们已经发现了造成这个疾病的生理因素，但有些患者确实可以不吃药，只靠着心理治疗就被治愈了。这是一个与焦虑有关的疾病，但治疗它最有效的药物却是抗抑郁剂。当然，我们不能忽视焦虑和惊恐发作时的相似性。这就是为什么最新的研究理论强调此病的病因囊括了所有心理和生理因素。

综上所述，最好的研究时代还没有到来。“天地之间有许多事情，赫瑞修，是你们的哲学里所没有梦想到的呢。”（《哈姆雷特》，第一幕第五场）

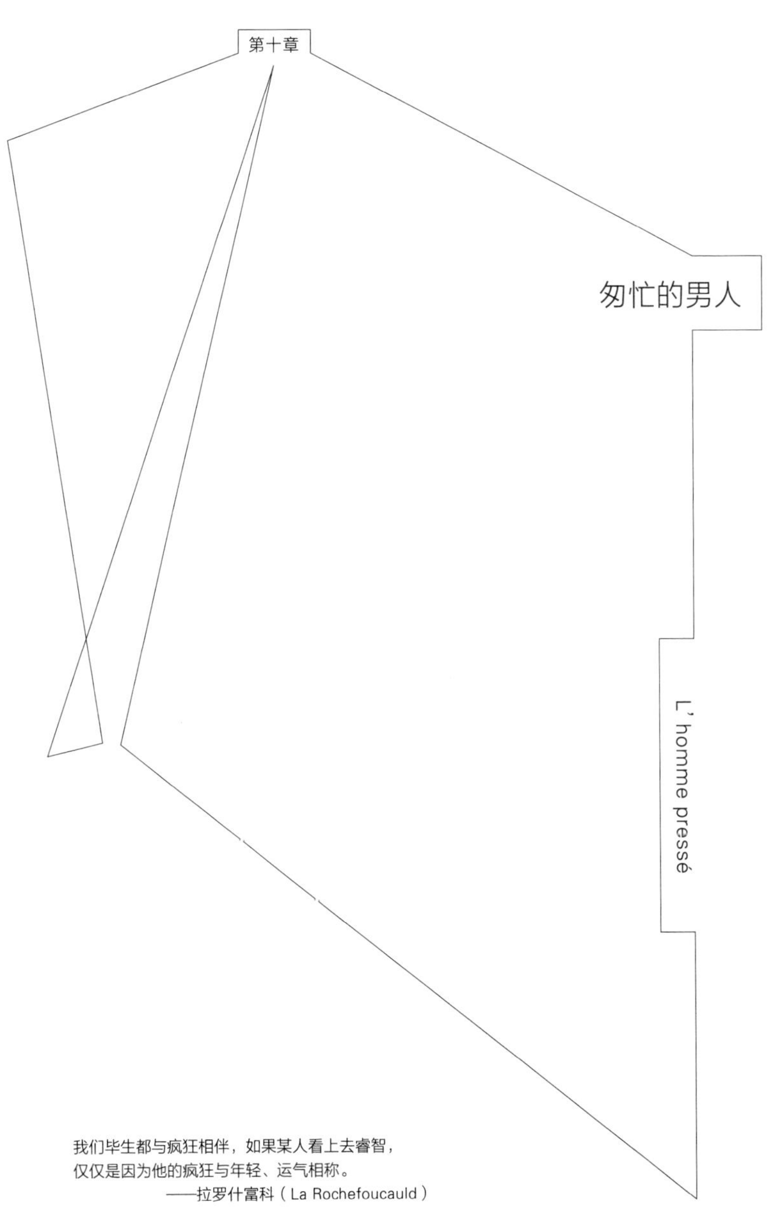

第十章

匆忙的男人

L’homme pressé

我们毕生都与疯狂相伴，如果某人看上去睿智，
仅仅是因为他的疯狂与年轻、运气相称。

——拉罗什富科（La Rochefoucauld）

四十三岁的A.先生认为生活必须争分夺秒，主张一切事情都要做得最快、最好、最精确。不幸的是，作为大型工业集团的副总经理，他总觉得自己身边一些无能的人在妨碍他达到卓越。

“您能明白我的心情吗？所有这些会议只是在大量地浪费时间，我们用一个小时讨论五分钟就能决定的事。这让我非常生气，想到我还有其他工作，心里就更加生气。我也知道跟我相处确实很累，但当我发现别人表达得不够快时，我就会打断对方。可以感觉得出来，很多人都讨厌我，因为我不止一次地打断他们，而且都是为了反驳他们的观点。但我不得不如此，工作必须要有进展，我是这个部门的负责人，我们必须达到目标。”

“我明白了，我们可以说，您经常觉得时间紧迫。”

“对对，可以这么说。”

“A.先生，您每天花多少时间吃午餐？”

“哦，我吃得很快。不会超过二十分钟。我只吃主菜和甜点。当然啦，如果是商务午餐，花的时间要长一些。”

“吃商务午餐时，您也会打断别人讲话吗？”

“会的，但如果对方是重要的客户或领导层人物，我会试着控制自己，而且那些人通常没那么蠢。和他们在一起，谈话通常进行得很快、很有效率，这很合我的口味！”

A.先生充满活力地说着话，眼神散发着无限精力，盯着我看，仿佛是为了阻止我反对他。他身着正装，但看上去更像是古时的战士。他长得又宽又壮，下巴宽大，脖子也较粗；他微微地皱着眉头，眉毛又粗又浓，蓝色的小眼睛似乎一直处于警觉状态，好像等着正说话的对方犯错，好出其不意地打断对方。他描述自己的生活仿佛是一场战斗，说的时候很自然地露出一整排大牙。当然，这样做不是为了显出他有多友好，而是为了让我明白他觉得“存在”这件事本身的讽刺性多强。

我们谈话已经进行了半个小时，这对他来说可能已经太长了。他开始不耐烦地翘脚又把脚放下，有时身体前倾，似乎马上就要站起来了，还向我伸出手来，让我明白我们已经谈得差不多了。

我们一起估算了一下他工作的时间，算上他晚上或周末把工作材料带回家处理的时间，他每周工作六十小时到七十小时。他自己说，对于一个企业负责人来说，这种工作时长很正常。

上个月他看了好几次家庭医生，家庭医生让他来见我。A.先生说自己睡不好觉，总是头痛，试了好多药，没有任何效果。

关于睡眠，A.先生不愿意总是吃安眠药，因为吃了几个星期后，他发现自己已经适应了药物，必须得加大剂量或换一种药才能达到安眠的效果。如果他连续吃了几天的安眠药，接下来的一天没有吃，那一整夜就完全睡不着了。所以，只有在他想把连着几天缺的觉补回来时，才会吃安眠药，一周就吃一两次。不吃安眠药的夜晚，虽然可以很快入睡，但总在凌晨三点左右醒来，睁着眼直到天亮。那一段时间对他来说非常痛苦，躺在床上一动不动，闭着眼睛努力地入睡，却无法控制自己不去想工作上的事：需要让秘书打的紧急信件，在第二天的会议上需要努力让计划被通过，与总经理的下一次会谈，安排去外省的出差……最后，他不得不起床，去客厅坐在沙发上读一本小说。在安静的夜里，读一本小说让他完全放松下来，接着回到床上尝试着重新入睡，但通常只有一半的机会能成功入睡。不管怎么样，他睡觉的时间总体上缩短了许多，远远低于他身体需要的七个小时。至于头痛，他吃过止痛药和抗偏头痛药，但都没有效果。他发现度假时，头痛就完全消失了；只要工作一多或好几天晚上睡不好，就又会痛得厉害。他的家庭医生给他做了身体检查，除了胆固醇略微高一点点，其他完全正常。

家庭医生的总结是，A.先生工作过度，压力太大才引发头痛和睡眠问题，所以他建议A.先生来医院找处理压力问题的门诊大夫。而A.先生则完全不相信自己压力太大，对他来说，要承担起负责人的责任，这样的工作强度是完全正常的，要不是头痛、缺乏睡眠，他的工作强度会更高。但最后，他还是来了，至少看一次，“看看怎么样”。

“A.先生，总体上来说，您对自己现在的生活很满意吧？”

“这取决于我从什么角度来看。从某种角度来说确实是的，我应该满意：生活很好，担当重要职位，妻子很优秀，孩子们也很健康。是的，我感到很满足。”

“那从其他角度来看呢？”

A.先生笑了，他的表情突然松懈下来，似乎要嘲笑自己接下来说的内容。

“您看，我觉得自己应该担任更高的职位！我本应该是现在所在集团的总经理，或比我们集团更大型的企业的副总经理。我觉得自己配得上更高的职位，现在却卡在了这里。您知道吧，这让我很烦。”

“家庭方面呢？”

“我跟家人的关系挺紧张的。我妻子越来越无法忍受我工作的节奏，我几乎没有时间和孩子在一起，好不容易在一起时，他们又让我很生气。”

“为什么？”

“他们生活的方式啊，他们毫无组织性、拖拖拉拉，交一些我觉得没有任何益处的朋友。”

“您想过做点什么来改善这种情况吗？”

“我想，如果我再工作多一些，就可以超越别的部门，获得想要的职位……您看上去好像不是很赞同我的说法。”

“没有，我什么也没说。我不了解您公司的情况。您还想过别的什么方法改善情况吗？”

“有时我也有过完全相反的想法，觉得自己应该去打打高尔夫球。或，不如换公司。”

“您决定了吗？”

“没有，这让我更生气，因为我最讨厌犹豫不决的人了！”

“我们一起来聊聊这个问题，您觉得怎么样？我们一起看看不同的选项，然后做出最好的决定。”

“好的。”

这是我们第一次见面，我本来不打算直接帮助A.先生决定是努力超越其他部门还是找其他工作，但看到他的性格比较急，而且他习惯主导谈话，我需要先处理对他来说最急切的事，再去处理其他问题。

最终我们得出这样的结论：由于目前A.先生有头痛和失眠的问题，现在换工作太冒险，不是很谨慎，眼下最重要的是让他的身体状况先好起来；再说，也是因为身体问题，才让他在现任职位上无法发挥得更好。

“我觉得自己再也没有精力以最快的速度让事情有进展了。”

“您现在没有精力是因为以前过度消耗啊。”

“有可能。但是，消耗那些精力才能达到我目前的职位啊。”

“当然。但是有没有可能您过度消耗，或有些消耗是无用的呢？”

“可能吧。”

关于紧张/压力，有好几种解释，我向A.先生解释如下。

紧张是人体器官为了适应改变而产生的反应。通常，我们在赴约快迟到了而加速时，在高速公路上看到油箱指示灯亮起来时，或必须要在一大群人面前演讲时，会感到紧张。在这些情景下，我们认为必须适应环境对我们的要求，自然会产生紧张的反应：心跳加快，反应更加灵敏，呼吸急促，瞳孔放大，以及其他一些生理反应。紧张是面对一些有压力的事件时正常的身体反应。

所以，这是一个有用的生理机制。在我们感到紧张和有压力时，血液中有些激素的含量会增加。去甲肾上腺素和肾上腺素就是两种控制压力的激素，它们的作用不同，但都帮助我们预备好去行动：它们让心跳加速，血液的流速也加快，这就让肌肉收缩和大脑运行得更快，提高我们集中注意力的能力以及反应的速度。

“我要去老板办公室之前感受到的就是这个。”A.先生说。

“没错。要注意到这些反应很容易，因为这是紧张的急性反应，由一种特定的应激源（stresseur）——见您的老板引起。

但还有很多其他类型的应激源，长期处于这些应激源中也会产生压力，比如，过度工作，在噪声很多的办公室，总觉得自己达不到标准，等等。除此之外，还有日常生活中累积的小压力，例如，丢了圆珠笔，因堵车而迟到，不停地被电话打断，收到罚单，衬衫上沾了酱汁……

“您的意思是这些令人紧张的小事件都能累积成压力？”

“是的。紧张的急性反应，长期的压力或日常生活的小压力，所有这些都能一天天地累积起来。”

“可您刚才说所有这些紧张的反应是正常的，也是有用的。”

“是的，在一定程度内。可一旦我们累积了太多紧张情绪，身体的器官就会过度疲劳。就像马达过热一样，会引起许多麻烦。”

“哪些麻烦呢？”

“这些麻烦会在人的不同层面表现出来。心理层面，过度的压力会让人无法集中注意力，逻辑思维能力减弱，就像过于紧张的学生在考试时大脑一片空白一样。过多的压力会让人产生抑郁情绪，易怒……从生理层面来看，也会出现许多让人不舒服的症状：盗汗、心悸、抽筋、胃痛、呼吸困难……”

“头痛、失眠。”

“没错。”

A.先生终于意识到在他的病症、压力和生活形态三者之间存在着某种关系。

“您说这些应该还有别的意思吧。说说看，接下来我们要做什么？”

“评估您的应激源，以及您面对这些应激源的方式。如果您愿意的话，我们可以根据结果制定一套策略，让您更好地应对这些压力。”

我把调查问卷给A.先生填写，他表现出平常做事的姿态，一下子就填完了。接着，他约了下次跟我见面的时间就离开了。我看了看他的评估结果，他的压力指数其实已经相当高了，除了头痛和失眠，他还在清单上勾了其他几个症状：肌肉紧张、盗汗、颈部疼痛。他的表格结果显示，他的应激源很多，在十五项工作可能导致的压力中，对他来说主要有四种应激源：人际关系冲突，对自己要求很高，公司与员工的利益冲突，缺乏参与感。这几点和他口述的内容正相符：觉得自己应该获得更高的职位（对自己要求很高）；发现有时上司做与他相关的决定却不问他的意见（缺乏参与感）；好强的性格让他的人际关系充满了冲突；此外，他在向公司的领导层递交项目计划时，特别能感受到公司与员工的利益冲突。A.先生可以根据市场的反应很快对策略做出调整和改变；而在公司里面，所有决定却必须通过漫长的检验、确认过程才能得以实行。每次他提交了计划，必须等好几个月走完必需的流程，计划才能被批下来，这对A.先生来说，就是在浪费时间。所以他怀疑自己是否适合继续在这里做下去。

A.先生还有其他一些让他产生压力的原因，是职场之外的，我们用别的问卷才发现这些。为了购买公寓和装修，他刚贷了一笔钱，相当于他三年的收入。他还在与之前房子的建筑设计师打官司。他的父亲一年前过世了，他得照顾自己的母亲，帮助她留在住了几十年的房子里。他经常去看她，安排可以照顾她的人。他的长子学习成绩很差，妻子六个月前刚重新开始工作。所有这些事情都是应激源，需要他努力保持警醒，在面对这些事物时能够做得更好。

其他一些测试评估了A.先生面对压力的行为模式。一个关于自我形象的问卷显示他是个非常自信的人，在别人面前说出自己的想法对他来说一点儿问题也没有。但问题是他说的时候，经常用一种有攻击性的、伤人的方式，这是在另一份测试敌意态度的问卷上显示的情况。他常与别人起冲突，这也是带来压力的原因之一。

另外还有一份问卷，让我们了解他习惯的思维模式，以及他看待世界和自己的方式。[1] A.先生完全同意以下这些选项："如果我犯了错，别人就会在心里看不起我"，"如果我不对自己有更高的要求，很可能我会成为低人一等的人"。他可能意识不到自己的生活都是由这些观念引导的，进行压力应对训练的目的之一就是帮助他意识到这点。除这些之外，A.先生倾向

1 Beck A. T., «Échelle d'attitudes dysfonctionnelles», in *Méthodes et échelles d'évaluation des comportements*, J. Cottraux, M. Bouvard, P. Légeron, Édition EAP, 1985.

于给别人贴上标签，他根据自己的看法，用一个形容词就描述完一个人。所以，在他的眼中，这世界由平庸或杰出的人、懦夫或勇者、流氓或君子组成，没有人是介于这些极端之间的。

波特纳评估量表（échelle de Bortner）囊括了各种与压力有关的问题。[1]这个问卷涉及四个层面的十四个问题，包括工作、走路、时间管理、与别人相处的模式等。A.先生得了22分，我第一次跟他谈话时，就估计他应该在这个压力范围内。A.先生的性格类型是A1，这个类型的人缺乏耐心，有强烈的紧迫感和竞争意识，总希望做得更多更好，在别人看来很爱挑衅。在企业环境中，具有这种行为模式的人很多，我们甚至可以说，在竞争激烈的环境中，这样的行为模式是被鼓励的。颇有成就的知名人士，常常都是A型人格。许多研究指出，A型人格的人在学业和职业上成功比例更高，而且常常在很年轻时就坐上了高位。但事实上，A型和成功之间并没有必然的关联，要获得成功，不是非得拥有A型人格不可。有些学者研究了B型人格，B型和A型截然不同，B型人格的人安静、沉着、做事慢慢悠悠、善于聆听。有些研究显示，在大企业的高层中，有不少B型的领袖。一些学者认为，A型的人获得成功，仅仅是因为他们工作更多，另一些学者则认为他们更努力工作，只是为了取得和B型人格的人一样的成就。所以，A型人格、工作表现和成

---

1 Bortner R. W., «Questionnaire d'auto-évaluation du Type A», in *Méthodes et échelles d'évaluation des comportements*, J. Cottraux, M. Bouvard, P. Légeron, Édition EAP, 1985.

功之间的关系并没那么简单，至今仍是研究的课题。[1]我们可以做一件有趣的事，试着看看A型人格和B型人格的名人都有哪些：撒切尔夫人（Margaret Thatcher）、雅克·希拉克（Jacques Chirac）、路易·德·菲内斯（Louis de Funès）可能都是A型人格，而罗纳德·里根（Ronald Reagan）、雷蒙·巴尔（Raymond Barre）或布尔维尔（Bourvil）则可能是B型人格。

接下来的一项观察结果就没那么好玩了：A型人格的行为模式导致他们患心血管疾病的风险更高，其实也是因为心血管疾病研究，才有了A型人格和B型人格的区分。事实上，是两名纽约心脏科医生弗里德曼（Friedmann）和罗森曼（Rosenmann）提出了A型人格的概念。[2]这两位先锋发现在个体性格和冠状动脉病（心肌梗死、心绞痛）之间有某种联系。许多大型的流行病学调查[3][4]显示，A型人格的人（以下简称A型人）患心血管疾病的概率比B型人格的人（以下简称B型人）高两倍；冠状动脉疾病的研究更是证明了调查结果的正确性：得冠状动脉疾病的A型人比B型人多一些。这是肾上腺素分泌

1 Roskies E., «Type A and occupational achievement», in *Stress Management and the Healthy Type A*, New York, Guilford Press, 1987, pp.23–26.

2 Friedmann M., Rosenmann R. H., *Behavior and Your Heart*, New York, Knopf, 1974.

3 Rosenmann R. H., Brand R. J., Jenkins D., Friedmann M. M., Strauss R., Wurm R., «Coronary Heart Disease in the Western Collaborative Study Group : Final Follow-up experience of a 8 1/2 years», *Journal of American Medical Association*, 1975, 233, pp.872–877.

4 Belgian French Pooling Project, «Assessment of Type A behavior by the Bortner Rating Scale and Ischaemic Heart Disease», *European Heart Journal*, 1984, 5, pp.440–446.

过多引起的不良后果。

但情况也没这么悲观，一个对A型人进行的八年随访调查显示，虽然在心脏科急诊室A型人格的患者是B型人格的两倍，但89%的A型人在八年时间内根本没有任何心血管疾病。[1]所以，具有A型人格只意味着患心血管疾病的风险更高，但这风险比抽烟或肥胖引起心血管疾病的风险低很多。

而且，A型人患心肌梗死被治愈后，在同样的条件下，病情复发的风险比B型人要低。《新英格兰医学报告》（*New England Journal of Medecine*）上有很多讨论这个研究结果的文章。[2]A型人在饮食及卫生方面会严格遵守他的心脏科医生的嘱咐，因为这对他来说是一项挑战，他得成功才行。另外，最新的研究发现，不是A型人所有的性格特征都会提高冠状动脉疾病的发病风险，其中只有一项——对他人的敌意——特别容易引发这类疾病。[3]所以，对他人抱有敌意、好胜的A型人才容易得冠状动脉疾病。A型人的行为模式到底是如何导致冠状动脉疾病发病的呢？过程似乎是这样的：有A型人格特征的人，经常处于紧张——比如说一种竞争的状态，这种状态过度激活了他们的交感神经系统，肾上腺素过度分泌，特别容易导致心跳加快、血

1　同本书第320页注1。

2　Ragland D. R., Brand R. J., «Type A behavior and mortality from coronary heart disease», *New England Journal of Medecine*, 1988, 318, pp.65-69.

3　Dembrovski T. M., Mac Dougall J. M., Williams R. B., Haney T. L., Blumenthal J. A., Components of Type A, «Hostility and anger-in: relationship to angiographic findings», *Psychosomatic Medecine*, 1985, 47, pp.219-233.

压升高。实验发现，一些老鼠与不好斗的同伴竞争时，占上风的它们肾上腺素分泌量过高。总体而论，在有压力的情况下，肾上腺素的分泌意味着主体尝试掌控局面。很显然，A型人认为很多情况都是有压力的，因为他们不停地尝试着去控制这些情况。[1]然而，肾上腺素长期过量分泌，让他们付出极大的代价。

拥有A型人格，除了提高得心脏病的风险，并不能提高目标的达成率。就算A型人很好胜，对他的合作伙伴来说，与他一起工作也意味着糟糕的工作氛围，没人喜欢在这样的氛围下工作；或他总是过于要求完美，让整个团队灰心丧气。A型人得到的结果很有可能与他的预期完全相反：合作伙伴效率低下或非常灰心。他让别人紧张，从而导致自己更紧张，团队根本无法达到他定下的高标准。

对A型人来说，所有的困难，就算是最小的困难，也是对他极大的挑战，他得全身心武装起来去处理。比如，与朋友打一次网球和签下一份重要的合同，对他来说需要投入同样的精力。高额的修车账单和合作伙伴犯了严重的错误，让他感到气愤的程度是一样的。这些频繁发生的过度紧张，让他长期处于压力底下，导致他精疲力尽，或出现各种因压力而起的头痛、睡眠问题。最终，心肌梗死发生的概率就高了。

---

1 Dantzer R., «Les infortunes de l'individualité», in *L'Illusion psychosomatique*, Paris, Odile Jacob, 1989, pp.165–211.

处理压力有好几种方式，可以按照不同的顺序来使用。[1] A.先生来看诊，首先希望处理头痛和睡眠的问题，所以最好先帮助他处理这些症状。如果能够成功控制住这些症状，患者对医生就多一些信心，医生再着手处理容易引发患者紧张的问题就会比较顺手，因为对这样的患者来说，马上质疑他的行为模式有问题是比较困难的。

与紧张/压力的反应截然不同的生理状态是放松。一个人放松的时候，心跳和呼吸减慢，肌肉松弛下来，动作慢下来，通常会觉得舒服，思想进入休息的状态，脑中浮现一些平静的画面。刻意培养放松的态度，就算不是完全的放松，也能减少或消除压力下紧张的反应。

紧张的反应是天生的，放松相较之下却不是，需要学习。

所以，我建议A.先生学习如何放松。

“我一天需要放松几次？”

“比较理想的是，每次您开始紧张的时候就练习放松。”

“您的意思是在办公室里也要这么做吗？”

“是的。”

“那么，如果我在星期一的例会上开始紧张，我得在所有人面前躺下来，闭上眼睛，放松一下？”

“这么做应该很困难。但您没必要必须躺下来才闭上眼睛。

1 Légeron P., «Stratégies comportementales et cognitives dans la gestion du stress», *Quotidien du médecin*, n° 4, p.360, 15 novembre 1990.

您很快就能学会怎么坐着、站着、睁着眼睛放松，别人注意不到的。当然，当您回到家时，可以躺着，这样的放松更加彻底。而且我们最先开始学的就是躺着放松，从躺着开始比较容易。”

A.先生在我的推荐下去见了我们的精神运动训练师，她带着A.先生尝试了一些练习，最后发现他最适合从雅各布森（Jacobson）技巧发展而来的放松方法[1]。这个方法的重点在于让人感受到肌肉的紧张和放松的状态。A.先生通过收缩和放松肌肉，慢慢体会到什么是完全的放松状态。他在跟着精神运动训练师上了五次课之后，在家的练习就变多了，他可以做到在几分钟之内让全身的肌肉完全处于放松状态。他按照精神运动训练师的建议，在两次上课的间隔，每天晚上回家后，在客厅的沙发上自己练习。

当他能比较经常地进入放松状态之后，我的这位精神运动训练师同事带他进行第二步的练习：在办公室只有他自己一个人、环境相对比较安静时，坐着，眼睛睁着放松几分钟。A.先生有规律地进行这样的练习，他终于体会到放松疗法带来的享受。

第二步他做得很熟练时，精神运动训练师让他进入下一步，也是最难的：用放松疗法降低压力带来的反应。这部分的训练一开始时，A.先生需要在一个记事本上记下一天中最紧张

1 Jacobson E., *Savoir se relaxer pour combattre le stress*, Montréal, Édition de l'Homme, 1980.

的时刻。我们发现有些让他感到有压力的场景不断出现：开会时；接近中午，他得接很多电话时；一想到还有很多工作要做时；回家的路上堵车时。精神运动训练师让他在这些时候使用放松的技巧。所以，后来那些日子，一旦A.先生感到有压力，他就集中精神几秒钟，让呼吸平缓下来，放松自己的肌肉。前些日子的训练达到了效果，所以他可以一边听着别人的报告或等着红灯，一边让自己放松下来。A.先生对于这些训练效果非常满意，首先，每天使用这些方法让他不再那么累，头痛也没那么厉害了；其次，因为他把这些练习都当作挑战，达到目标当然让他非常高兴。

在他进行放松疗法的同时，我跟他开始处理与别人沟通的问题。A.先生一开始有些抗拒。

“您并不清楚我的工作。我们可不是让人们一边享受着柔和的音乐一边不停工作的！”

“当然，但强制施压是不是得到好结果的理想方法呢？”

“您夸张了，我并不想给他们施压，吓坏他们。”

我请A.先生描述了一些他批评合伙人的场景，然后提议我们可以用简单的角色扮演把他所描述的场景表演出来。我演出错的合伙人，A.先生就按照他平常真实的态度本色出演。下面的场景是关于一个年轻合伙人写报告的事情，他是这样开始对话的：

“我看了你的报告。”

“哦，先生您认为怎么样呢？”

“我实在不应该让你写这份报告。我读它就是在浪费时间，这完全不能推动项目的进展。”

“可我是按照您的要求写的。”

“但是，读起来完全不像是按照要求写的。”

“但是先生……”

“我不想再花时间跟你讨论这个一无是处的报告。重新看看你手头的材料，重写一份。”

毫无疑问，用这种交流方式，A.先生的合伙人很快就灰心了。在他说的三句话里，他犯了三个沟通的错误：泛泛的批评（他没有指出报告哪里不符合他的要求，这样他的批评对合伙人没有任何帮助，也没办法让对方知道该如何改善）；对人的批评（他的回应会让合伙人以为不管怎么努力，自己都没有能力达到他的要求）；单方面停止互动（“我不想再花时间”）。

A.先生与同事或上司之间的谈话经常达不成一致。他总是习惯直来直去地说出自己的想法，或一下子讲出所有人都避免说出口的话。比如：“研究明明显示这个区收益会下降，为什么你们还想在这块投资呢？”“六个月来，你们一直在说要改善管理控制，可我看不见任何改善啊！”或“杜邦做的项目结果明明比我的差，为什么你们还提高给他的预算呢？”他演完了所有这些场景，我也向他解释了所有那些测试的结果，A.先生最终意识到自己表达的方式太咄咄逼人，有时他也很后悔。

我很快就对A.先生进行了如何批评别人的训练，批评有几个要点：精准，批评的是行为而不是人；同意对方的观点，把批评转换成希望对方改变的请求。

“假设您有个同事开会经常迟到，您会怎么跟他说？”

“您认为我会怎么说呢？”A.先生问我。

他注意到我经常用另一个问题来回答他的问题，就用了我的方法。

“好吧，您可能会这样回答：‘你总是迟到，你根本没管理实践的能力，这样怎么跟你一起工作啊？’”

“实际上已经很像我的回答了。”

“好，那如果这样回答：‘您今天早上迟到了，就像上次开会一样。这会妨碍我们整个团队的工作，让我不太高兴。我非常希望您下次能够准时到。’”

“我明白您的意思了。这样的表达批评的是行为，而且带着请求对方改变的愿望。”

“正是如此。”

后来，我让A.先生把工作时对别人的批评都简短地记录下来，他的记录越到后来，就越演变成类似于上面角色扮演的情景。在他的批评没那么咄咄逼人的几天以后，A.先生发现了两件事：面对同事时他平静了很多；同事们的行为开始改变了。但仅仅让A.先生学会批评是不够的，也要帮助他表达正面的话语，也就是表扬。

“您表扬过您的同事们吗？”

“不经常。我比较多的都是批评。”

“为什么？”

“因为他们总是犯错。”

“他们总有做得好的时候吧。”

“做得好是应该的，公司付他们薪水，就是要他们做得好，没必要为此再称赞他们啊。”

关于工作中的称赞，我已经听过几十次这样的言论了。在法国，人们认为称赞下属是没有用的，甚至是有害的。为了证明这样的严厉和吝于称赞是合理的，我们会听到多种解释：“如果我表扬他们，他们就会飞上天了吧”“他们会以为我拍他们的马屁，有别的目的”“这会让别人产生嫉妒心理”“他们会蹬鼻子上脸”“他们会觉得我太家长式管理了”。

我和A.先生讨论了这些吝于称赞的理由，但也提到了称赞的好处。实验心理学研究指出，恰当的称赞会让被称赞者更有动力去完成被称赞的内容，这符合行为疗法中使用正向强化的原理。称赞还可以改善被称赞者的情绪和自我形象。回想一下您最近一次因为所做的事而受到的真挚的称赞。一些学者认为，正向强化和称赞可以预防抑郁的发生。[1][2]实际上，我们可

1 Brugha T., Conroy R., Walsh N., et coll. «Social networks, attachments and support in minor affective disorders. A replication». *British Journal of Psychiatry*, 1982, 141, pp.249–255.

2 Fontaine O., Wilmotte J. W., «La dépression», in Fontaine O., Cottraux J., Ladouceur R., *Cliniques de thérapies comportementales*, Liège, Pierre Mardaga, 1984.

以想象，如果没有别人肯定我们，我们的自我形象会更糟糕。从管理角度来看，称赞会加强批评的效果，反之亦然。研究显示，一个人如果批评了我们，接着又称赞了我们，我们会更容易记得称赞的内容；而如果一个领导只使用一种评论方式，要么只是批评，要么只是称赞，这样就极有可能会影响下属的做事动力。A.先生非常实际，很在意结果，所以跟他论及称赞的益处，让他非常受用。我如果只跟他讲称赞对他下属的身心健康有益，估计还无法说服他呢。

通常，行为的改变绝不是孤立的现象，它必然带来思想和态度的改变。行动“升华”了思想。帕斯卡说：“祷告吧，信心会随之而来。”A.先生一点点改变了和同事的相处模式，这也一点点改变了他内心深处对他们的看法。由于他现在面对他们时，都是不断地用建设性的批评和称赞的言语，也就是说用比较尊重他们的方式，最终，他看待他们比以前有价值多了，对他们也热情多了。这样的改变甚至给同事们带来了改变：他们情绪比以前好了，工作效率更高，这让A.先生印象深刻。当然，不是所有的事情一下子都变好了，再也没有任何问题。企业的工作环境中竞争还是很激烈，有时A.先生实在控制不住，就用了“太慢了或笨手笨脚的”这类尖刻的话回应同事，但这样的时候很少。

他发现在工作中自己紧张的反应少了很多，和同事的合作关系比以前更稳定、持久。他继续练习放松疗法，尤其在半夜醒来时，用这个方法让自己重新入睡；而且，由于白天冲突减少，晚上的思虑就没那么多了，睡眠本身也比以前好一些。所以，在进行了十次左右的治疗之后，A.先生通过放松疗法可以很好地控制压力的生理反应，他与人的沟通模式也改善了许多。

接下来，我们需要谨慎地处理两个问题。前一个问题，为了让他的身体更健康，抗压性更强，他需要改变他的生活模式。A.先生很容易就接受了请他反思生活习惯的要求。他知道自己没有做运动，超过标准体重十千克，身体里的胆固醇含量太高也让他担心，这些问题还让他五年前戒了烟。所以，我们帮助他做了个维持良好生活习惯的计划。我们的饮食专家帮他建立了一个有效、循序渐进的节食制度（每周体重减轻不能超过一千克）；他又重新开始跟妻子去游泳，两个人一起运动可以互相鼓励，还能改善夫妻之间的关系。

后一个问题，也是最难处理的，就是帮助A.先生意识到他的一些思想模式容易引发过度的紧张。他总觉得必须得快，或跟别人竞争，这些都跟他的基本思想模式有关，不管他有没有意识到这些，我们都要帮助他明白过来。

我帮助A.先生所使用的方法就是所谓的认知疗法，这种方法可以帮助患者发现他的思维模式和行为模式之间的关系。假设我有这样一种认知：如果我不谨慎些，别人就会利用我，连最亲近的人也不例外。这样看世界的话，我就能躲避那些无法占上风的关系。这样悲观、多疑的想法可能来源于小时候受到的伤害或是父母亲从小就传递的世界观。但这种最初的信念（“要小心”）影响了我的一生：选择那些在关系中让我占上风的朋友、配偶、合作伙伴；而当我身边的人发现我的多疑时，最终有可能离开我，或伤害我。因此，我最初的认知（“其他人很危险”）又再次被确认为现实，又巩固了我对这个信念的坚持。在这样的（复杂）情况下，认知疗法可以帮助我发现自己有这种多疑的信念，这种信念影响了我和别人的关系。治疗师甚至能帮助我重新检视让我变得多疑的童年经历。在治疗过程中，治疗师有可能会建议我尝试着在某些情况下对某些人多一些信任，看看是否会改善我与别人的关系。这种分析治疗中，心理治疗师和我建立的特殊关系（移情），帮助我释放导致这种多疑态度的压抑情绪和感受。

我让A.先生继续记录下他觉得有压力的情景，其中特别注意他对别人或自己非常生气的时刻。我请他记下在这些时候他的想法，我们称这些想法为潜意识自发的内在独白。A.先生使用的表格和B.先生、西尔维所用的差不多。

这样做的最终目的是让A.先生所有最基本的“图式”都能被重新检视。在认知理论中，图式指的是最简单的想法，在潜意识里最常出现的概念，却形成了我们对世界和对自己的看法。美国精神科医生贝克是认知疗法的发明者之一，他称这些图式为内在独白，这样的称谓更能显出这些图式的顽固和隐秘性。我们在很小的时候，在父母的影响下或某些匮乏之下，形成了这些图式。

通过讨论A.先生记录下来的内容，我们才慢慢理解为什么他有这些紧迫感和竞争意识："我所做的一切都必须成功，否则我毫无价值。"这就是为什么他要急着在所有关系中占上风，挖苦同事和自己孩子的朋友，因为他们"毫无价值"。我给了A.先生一个清单，上面列出了一些想象出来的场景，叫他想象自己正处在这些情况中，这样能帮助他更多认识自己。下面节选一些清单上的内容：

——您和您以前工程师学校的同学一起吃晚餐，您发现他们大多数人职位比您高。

——您认为自己应该被提拔为总经理，但您得知这个位置给了另一个同事，这个同事虽然能力没您强，但更多人喜欢他。

——您的一个重要客户打电话来，告诉您他的不满：您的部门出了一个严重的错误，造成与他相关的项目进度严重落后。

我请A.先生想象自己经历这些场景，然后把他可能有的感受和想法都记下来。从他的记录里，又看到了他认为必须要成功的内在独白。最后，我把A.先生一开始的思想图式评估结果告诉他，当时，他认为类似于这样的陈述"正确无误"："如果我不对自己有更高的要求，我很可能会成为低人一等的人。"

借着三种方法：记录表格、场景想象和对思想图式评估的讨论，A.先生一点点了解了让自己紧张的思想模式。但真的需要改变吗？

“确实，我无时无刻不想着成功和竞争，但这正是我取得成功的原因。”

“但您说过，您无法达到您自己希望的水平。”

“嗯，是的，我跟您说过。”

“这样会不会是您对成功的思想模式不太有效呢？”

“您的意思是我对成功渴求太多？”

“您自己认为呢？”

“是的，也许频率太高。连在游泳池里也一样，我总想着怎么比我妻子游得更快！而且，可能我也不应该用雇用员工的标准来衡量我孩子的朋友们。”

“看得出来您已经意识到问题所在了。”

“是的，可是在工作上也不能这么想吗？在公司里，我必须要求做到最好。我们不是随便闹着玩儿，我们需要真的赢对手。”

“您说的有道理。但是赢的最好方式是什么呢？努力做出最好的成果和拚命做、仿佛没有这个就活不下去一样，这两者之间还是有区别的，不是吗？”

“就像运动一样？”

“像运动？”

“就是如果我们一直想着：输了就完了，最后真的会输。”

“就是这个意思。”

我很高兴A.先生自己想到这个运动的比喻。我希望他要的改变不是我强硬灌输给他的，而是从他自己嘴里说出来的，这才最有效。认知疗法尝试去做的，有点像苏格拉底的态度：用问题引导接受治疗的人，而不是告诉他该怎么做。我的目的不是让A.先生意识到追求成功很虚空，或我们需要爱身边的每一个人——这也不可能。我只是想让他知道，成功固然能带来许多好处，但不是唯一一种让人幸福的方法。

后来几次会面中，我们继续讨论A.先生的思想图式，我们特别注意在工作期间遇到让他倍感压力的情景时他的思想和感受。他越来越容易意识到他的紧张和压力，有时甚至可以及时制止紧张的急性反应发作。

“上次，我的管理控制人员交了一份报告给我，我读完后觉得他根本没有查足够多的资料，得出的一些结论也是错的。”

“马上在您脑海里浮现的想法是什么？”

“等等，我记下来了。是这样的：‘不可容忍！他领这么高的工资，却没能力做出一份完整的报告，实在太骇人听闻了。这个男人一无是处。’”

“当时您身体的感觉怎么样？”

“觉得血压一下子升高了。”

“接着呢？”

“我意识到这么想对我自己不好。我想到治疗进行了这么多次，我学到的这些东西总得派上用场。”

“您如何进行心理调适呢？”

“报告中有写得好的部分。他已经尽力了，但可能没那么容易拿到所需要的资料。他刚来公司不久，我可以指正他，帮助他进步。”

“完美。这么想了之后，您身体的反应怎么样？”

“好一些。然后我就动手给他写我的一些建议。”

这样我们就又发现了一个思想图式：“其他人应该完全理解我；他们得是有能力的人。”

A.先生现在的睡眠完全正常了，头痛发作的次数也少了，而且发作也不像以前那么强烈了。他觉得自己身体好多了，以后也会继续好好照顾自己的身体。我们压力应对的密集课程算是结束了，A.先生现在每个月只来看一次医生，每次来我们就一起看一下他在日常生活中的应用情况。

几个月后，猎头公司的人找他做某个正在改组的大公司的总经理。他接受这个职位就意味着他终于可以解雇一些人了！A.先生评估了一下这个新职位的要求，发现如果接受，他和家人的压力都会变大，所以他拒绝了。这是他生命中第一次做出这样的决定：没有把职业上的成就看得比其他所有一切都重要！他评估了自己的抗压能力，也意识到了自己的抗压能力不是无限的。当然，他仍然认为职业上的成功是他的人生目标之一，但没有必要为此牺牲其他一切。

A.先生接受的是个人的压力应对管理训练，训练一共进行了十周，每周一次，四十五分钟。他的治疗这么成功，归因于好几个因素。首先，A.先生的意愿。虽然第一次见面时，他没表现出那么强烈的意愿，但当我们设立了让他感兴趣的目标时，他的意愿就慢慢变得强烈了。其次，我们制定了精确的目标，即降低失眠、头痛的频率，帮他恢复精力，让他在工作上有更完美的表现。这样的目标很吸引那些在企业工作的人，因为他们通常对压力应对能带来的“和平和爱”没什么兴趣。

我们给A.先生治疗时，按照从简单到复杂的顺序着手处理问题：首先是放松，让他看到放松对身体上压力反应的影响；接着是沟通的技巧，他需要长一些的时间才能看到效果，但他可以在每天的工作中进行评估；在我们之间建立了信任的关系之后，才来探讨较难处理的问题——造成他紧张/压力的思想模式。

这种从简到难的顺序不是死的，在给A.先生治疗的过程中，有几次我们本来应该讨论沟通技巧的，但根据A.先生那周经历的需要，我们会重新回到放松的练习或再来使用认知疗法。而且，如果治疗的对象不是A.先生，根据个人承受的压力不同，治疗内容的安排顺序可能会完全不同，甚至所使用的方法也可以改动：精神运动训练师能够使用别的放松的方法，比如催眠，在训练沟通技巧时，也可以使用悖论技巧或系统技巧。

这种训练可以用许多形式进行。比如我们在A.先生病例中使用的个人压力应对训练，也可以用于公司团建。公司可以选择在一段时间内每周进行一次或进行一整天的密集训练，地点可以设在办公处或其他地方，个人自主报名或由部门领导决定。此外还有特别针对女性、某种工作或对压力极度敏感人士的训练项目。[1]但我们为什么需要这样的项目呢？为什么要花时间、金钱学习压力应对管理呢？要知道对个人或企业来说，有很多其他问题可比压力应对重要得多呀。“有关企业的心理学”每年不断创造出新玩意儿，现在足以自成体系，压力这个概念本身不就是这体系中的一个小玩意儿吗？

压力和企业

我们必须重视压力，不是因为这个词新颖，而是从经济效益和流行病学研究的观察中得出了这个结论。许多研究，尤其是英国和斯堪的纳维亚地区的研究偏向认为，压力应对的管理并不奢侈，反而是企业获得成功、个人保持健康所必需的。仅1992年一年，美国企业员工因压力过大导致的经济损失为两千亿美元，英国的这项损失为国民生产总值的10%。[2]压力过大的员工生产力下降、缺勤，甚至身体心理不再健康，这些造成了

1　同本书第324页注1。

2　Rapport annuel du Bureau International du Travail(B.I.T.), *Le Stress dans le monde du travail*, chapitre 5, Genève, 1993.

企业的巨额损失。实际上，让人无法去工作的很多疾病都是压力过度引起的，或是压力过度导致病情加重，比如焦虑症、抑郁症、关节痛、头痛、冠状动脉疾病、消化类疾病、酗酒、烟瘾等，全部都是过度、持久的压力没有得到缓解引起的。当然，有些疾病是很难避免的，有人本来就有易得这些疾病的基因，但这并不排除良好的压力应对能够减少他们患病的可能性。

因此，北美的一些企业，直接用健康保险的方式给员工的压力应对管理课程付费，这些企业往往是发展得最好的。企业领导层发现，若没有这样的支出，第二年要给员工付的医药费比压力应对管理课程可贵太多了，这样的结果更加引起领导层重视员工的健康。

一些研究估计压力应对的行为疗法课程投入和收益比为1∶2到1∶5不等，平均值为1∶4，也就是说投资一美元在这些课程中，平均可节约四美元的医疗费用。[1][2]这些课程当然也可以加入到范围更广的健康管理课程中，比如一些鼓励课程、戒烟训练、改变饮食习惯的课程、保护腰部的训练，或仅仅为了让身体保持更好的状态的课程。这些课程提高抗压性，减少看病的支出。所以接受这样的训练，不仅个人受益——身体更

---

1 Cole E. G., Tucker L. A., Friedman G. M., «Absenteism data as a measure of cost-effectiveness of Stress Management Programs», *American Journal of Health Promotion*, 1987, pp.12-15.

2 Schneider C. J., «Cost-effectiveness of behavioral medecine treatments : a review of the literature», *Biofeedback and Self-Regulation*, 1987, vol.12, 2, 1987, pp.71-89.

好，个人所在的集体也受益——企业获得更高的生产力，为员工支出的医疗费用更低。

面向企业的压力应对训练可以是十五个人左右，集体住宿在某一个地方，进行三天的训练，也可以进入企业内部，持续好几个月每周进行一次的培训。有些训练课程仅强调生活习惯的改变，帮助参与者拥有更健康的生活方式，多锻炼身体、少摄入热量和胆固醇、少抽烟。还有一些强调如何有好的沟通、如何处理冲突。还有一些则像A.先生接受的整个治疗训练，包括认知行为疗法里的所有元素（放松、自我肯定的沟通方式的训练、认知的改变、健康的生活习惯）。

进行压力应对的训练，不仅可以节省医药费、满足公司的组织需求。对个体来说，正确应对压力和获得成就息息相关。实验心理学的研究表明，当人体的压力反应不够或过多时，人的工作表现会变差。我们都有这样的经验：在公开演讲时，或完成一项紧急任务时，过于紧张让我们无法思考，我们就无法获得好的结果；反过来，如果我们对手头的工作毫无兴趣或所做的事情对我们不会产生任何影响，我们就会不够努力，结果也可想而知。压力—成就的关系曲线画出来像一个钟形，有点像电机转矩曲线，其中有一个区间，是最合适的压力区间，个体的压力若在这个区间范围内就能获得最佳成就；超过或低于这个区间，都会让人的表现变差。

这个结果也被许多神经生理学的研究证实了。在研究对象进行数学计算时，研究人员用正电子波扫描他们的脑部，发现前额叶区极其活跃，但一旦研究对象的焦虑超过某个阈值，或低于某个阈值时，这种活跃度就消失了，同时他们的表现也变差。[1]

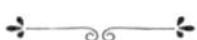

A.先生自从放弃了在事业上对卓越的追求后，整个人的状态都变好了，但这种放弃也成了新的压力来源。在企业里工作，意味着面对冲突、别人的不理解、一成不变的生活、被比自己更好胜更精明的人支配。但晚上下了班之后，您可以离开办公室，对自己说：至少我做完了应该做的工作，就算表现没有很突出，还是个值得尊重的人。接着，您可以去找朋友或家人，比起您的同事，他们更认识您的真实面目，也更喜欢您。

我们对这种“下班”的想象或许过于理想，在20世纪80年代，这就已经不太现实了。人们，甚至您自己，越来越容易把自我价值和工作成就、购买力结合起来看。如果您所在的企业组织许多社交活动，希望您的社交生活也被企业囊括进来，工作和生活的融合就更加彻底了。公司为员工举办的晚会、周末活动、郊游等，在这些场合中，您的同事更有机会成为您的朋友，缺点是您接触职场以外的人的机会就少了。如此一来，您的职业表现就显得更加重要了。

1 Mathew R. J., Wilson W. H., «Anxiety and cerebral blood flow», *American Journal of Psychiatry*, 1990, 7, pp.838-849.

从古至今，大部分人都渴望赚到很多钱，拥有更多的权力，但今天，这些似乎成了我们自我肯定的必要条件。甚至连信用卡的广告都机灵地混淆两者之间的区别：您如果拥有了金卡，说明您对自己和别人的要求都很高，您严以待己，追求完美，您拥有极高的道德水准。听起来，有了金卡，才会拥有美德，而事实上，能否拥有金卡只与您的年收入有关。媒体大肆宣扬职业成功的人，并告诉您以您的教育背景，在您这个年龄该赚多少钱，而您若再活跃一些，再多一些机会或更聪明一些，您还可以赚得更多。您的价值由您拥有的财产决定。哪里还需要别的标准啊！过去，小学老师、乡村医生、研究人员或开发者是被立为榜样的男人、女人，这些人的目标都不是成为富翁。尊重这些人并不意味着看低商人，更不是看不起那些没有跟他们一样成为小学老师、乡村医生之类的人。但是今天呢？

这些变化的原因非常复杂，有些杰出人士分析了这个现象。他们指出，整个社会文化的趋势就是，穿上价格不菲的美国飞行员夹克衫代表着了解美国文学[1]，洒脱的后现代主义注重感觉而不是思想上的努力[2]，对卓越的崇拜让人瞧不起不优秀的人[3]，还有全球范围内的经济竞争，让人在意更多的是在生产力上取胜，而不是个体的健康状况。

---

1 Finkielkraut A., *La Défaite de la pensée*, Paris, Gallimard, 1987.
2 Lipowetsky G., *L' Ére du vide*, Gallimard, 1983.
3 Aubert N., Pagès M., *Le Coût de l'excellence*, Paris, Le Seuil, 1991.

社会用外在的成功与否来描绘自我形象，同时鼓励及时行乐。年轻一代正面临着全新的压力，目前虽然还看不出来，但接下来的几年、几十年，他们要亲尝这些后果啊！

好了，关于经济、药物、道德的说教够了。简单一点儿来说，应对压力，是一种让自己舒服些的方式。人生苦短，世人皆不易，压力应对是一种尝试，试着让您的人生长久一些，温柔一些。但最终，在后现代思潮的影响下，如何面对压力，每个个体都有自己的发言权。

参考书目

若有读者、医生或学生想进一步了解本书各个章节相关的精神疾病，可以参考以下文献。由于每年都有大量的精神病学论文出现，所以这个参考书目清单也不是完整的。

一般书目

Lalonde et Grunberg, *Psychiatrie clinique*, Montréal, Gaëtan Morin, 1988.

非常优秀的精神病学专论，排版让人赏心悦目，内容有很强的教学性。这本书完整地描述了精神疾病及其治疗方式，有好几章的篇幅用来描述精神疾病对现代人生活的冲击（配偶和家庭，工作和精神健康，女性和精神病学……）。本书对不同类型的心理疗法进行了极好的区分，让人似乎看到在这个复杂的领域里引导我们前进的明灯。

Guelfi J. D., Boyer D., Consoli S., et Olivier-Martin R., *Psychiatrie*, Paris, PUF.

由法国一个研究团队完成，著作的质量和上一本一样出色，整理出精神病学不同领域、不同学派的理论。信息丰富，但排版对于不是专业的人来说会有点难读。

Édouard Zarifian, *Les Jardiniers de la folie*, Paris, Odile Jacob, 1988.

本书活泼地描述了精神病学的现状、它与基础学科的关系、对未来的挑战、在诊断和治疗上还需要改进的地方。现代精神病学希望聆听患者的讲述，但在治疗中体现科学的进步，这本书表达了对现代精神病学的捍卫。

DSM III-R, Manuel statistique et diagnostique des troubles mentaux, Paris, Masson, 1989.

DSM III-R, Cas cliniques, Paris, Masson, 1992, 2 vols.

1988年版是美国精神病学会的参考手册，记录当时已有的所有精神疾病的诊断标准，排版清晰，适合当作教材。1992年版是1988年版的应用记录，内容包括患者的故事和诊断的分析。这两本书主要说明如何下诊断，但没有涉及理论或治疗方法。

Postel J. et Quetin J., *Nouvelle histoire de la psychiatrie*, Toulouse, Privat, 1983.

这本书描写了精神病学的历史。全书文笔活泼，配以许多图片，内容非常丰富。两位作者描述了几个世纪里，精神病患者生活条件的变化，对其治疗和诊断的演变，还记载了对精神病学这个学科有巨大贡献的精神科医生的生平。

Kaplan H. I. et Sadock B. J., *Synopsis of Psychiatry*, Baltimore, Williams et Wilkins, 1988.

英国精神病学和心理学学生的必备书，是一本完整的教科书，知识点丰富全面，再版时也按照学科最新的发展更新了内容。这本书是下一本的概要。

Kaplan H. I. et Sadock B. J., *Comprehensive Text-book of Psychiatry*, Baltimore, Williams et Wilkins, 1988, 5e éd.

英国精神病学的圣经，人文学科和精神病学的大部头著作，书的重量超过三千克。每一章都由一个领域的专家执笔，全书差不多有两百名作者！对专攻某种疾病的人来说，这本书简直就是用之不尽、取之不竭的知识源泉。这本书经常修订、再版。